APRENDENDO A ENVELHECER...

à luz da psicomotricidade

APRENDENDO A ENVELHECER...

à luz da psicomotricidade

Cacilda Gonçalves Velasco

Phorte editora

2006

Aprendendo a envelhecer

Rua 13 de Maio, 596 – Bela Vista – São Paulo – SP
CEP: 01327-000 – Brasil
Tel/Fax: (11) 3141-1033
Site: www.phorte.com *e-mail*: phorte@terra.com.br

Produção e Supervisão Editorial: Fábio Mazzonetto
Gerente Editorial: Sérgio Roberto Ferreira Batista
Gerente de Arte: Fábio Valério
Assistente Editorial: Felipe Freire Carvalho
Revisão: Inara Marconato Vaz
Projeto Gráfico, Ilustrações e Capa: Maura Martins de Mello
Impressão: Prol

CIP-BRASIL. CATALOGAÇÃO-NA-FONTE
SINDICATO NACIONAL DOS EDITORES DE LIVROS, RJ.

V538a
Velasco, Cacilda Gonçalves
Aprendendo a envelhecer : à luz da psicomotricidade... / Cacilda Gonçalves Velasco. - São Paulo : Phorte, 2006 il.

Anexos
Inclui bibliografia
ISBN 85-7655-085-7
1. Envelhecimento. 2. Psicomotricidade. 3. Exercícios físicos para idosos. I. Título.
06-1898. CDD 612.67
CDU 612.67

26.05.06 31.05.06 014701

Impresso no Brasil
Printed in Brazil

Dedicatória

Todo nosso estudo, pesquisa e percurso na retrogênese psicomotora dos idosos teve sempre como meta incentivar cada um que se aproximava de nós a valorizar uma mensagem muito significativa e motivadora desta nossa modesta obra. Desde o primeiro momento que a lemos, vimos que as palavras de Madre Tereza de Calcutá (citadas abaixo), nos guiaria (como realmente nos guiou) no desafiador caminho que escolhemos: aprender a envelhecer.

Dedicamos este livro, portanto, *a todas as mulheres e todos os homens fenomenais...*

Tenhas sempre presente que a pele se enruga,
O cabelo embranquece,
Os dias convertem-se em anos,
Mas o que é importante não muda:
A tua força e convicção não têm idade.
O teu espírito é como qualquer teia de aranha,
Atrás de cada conquista vem um novo desafio.
Enquanto estiveres vivo, sente-te vivo.
Se sentes saudades do que fazias, volta a fazê-lo.
Não vivas de fotografias amarelecidas...
Continua, quando todos esperam que desistas.
Não deixe que enferruje o ferro que existe em ti.
Faz com que, em vez de pena, te tenham respeito.
Quando não conseguires correr através dos anos, trota.
Quando não conseguires trotar, caminha.
Quando não conseguires caminhar, usa uma bengala,
Mas nunca te detenhas!!!

Madre Tereza de Calcutá

Agradecimentos

À Deus, por me permitir vivenciar meu processo de envelhecimento e o de pessoas especiais.

Ao meu pai Bernardino, que já terminou a sua viagem conosco, pelo que me ensinou sobre a capacidade de transformação dos homens.

À minha mãe Lourdes, que, no seu dia-a-dia, exemplifica os meus conhecimentos sobre o idoso.

Ao meu esposo, Pedro, pela compreensão da minha busca interior e de minhas constantes pesquisas.

Aos meus filhos, Rogério e Leandro, que me ensinaram a ser mãe e me dão a oportunidade de envelhecer ao lado deles, com amor e carinho.

Aos profissionais, que colaboraram para que este desafio da retrogênese fosse testado, formalizado e documentado, acompanhando-me e acreditando no meu estudo, na minha pesquisa e na minha bandeira psicomotora.

À Associação Vem Ser por ter abraçado a nossa causa e nos ajudado a viabilizar a primeira publicação deste livro, cuja renda foi revertida integralmente aos projetos dessa entidade, junto aos idosos, que tem como missão a inclusão social e à assistência ao indivíduo com necessidades especiais.

Um agradecimento especial para cada idoso quc comigo convive, dando-me exemplos de dignidade, força, coragem, fé, enfim... de vida.

Prefácio

Cacilda Gonçalves Velasco é reconhecida pela dedicação e seriedade com que conduz suas atividades com idosos. Após a leitura minuciosa deste livro, posso dizer que, além de possuir exímia competência, mostra-se apaixonada por seu trabalho e suas pesquisas.

No Brasil, os estudos sobre o envelhecimento são poucos, principalmente se considerarmos o grande contingente de idosos nesse país. A forma minuciosa como Cacilda aborda as questões relacionadas ao corpo, ao movimento e à saúde, em geral, traz luz a uma temática pluridisciplinar, que será muito útil não apenas ao meio acadêmico, mas a todos os profissionais que lidam diariamente com idosos.

A expectativa de vida aumenta a cada dia, assim como as dúvidas de uma sociedade que se depara com a situação concreta de muitos viverem por mais tempo. *Aprendendo a Envelhecer...* nos ensina como proporcionar mais qualidade no viver, preservando a autonomia através de um olhar biopsicossocial que Cacilda Velasco mantém em sua pesquisa. Isso se deve à percepção da autora que, delicadamente, aponta à necessidade de uma macrovisão, do todo e de tudo, que deve ser contemplado na arte de lidar com quem envelhece.

Fruto de uma vasta experiência pessoal da autora, este livro traz, além de informações científicas precisas sobre a psicomotricidade e a retrogênese, um olhar alvissareiro e poético sobre uma intrigante etapa de nossas vidas. Afinal todos desejam viver muito, mas nem todos usufruem com prazer o que deveria ser comemorado como uma conquista.

Artur Zular
Médico cardiologista e professor de medicina psicossomática

Apresentação

Ser idoso é conviver com mudanças físicas, mentais e espirituais impossíveis de disfarçar.

A expressão "terceira idade" é uma forma carinhosa e suave de nomearmos aqueles que passaram dos "inta" e dos "enta" da vida. Para os idosos o tempo tem urgência mas, ao contrário da juventude, ele é sempre suficiente para as realizações. Nada pode ficar para amanhã, o hoje é o que importa. Há o desejo e a disponibilidade de se fazer aquilo que não havia dado tempo durante toda uma vida. Porém, na sociedade em que vivemos, não encontramos todos os idosos com essa atitude diante da vida, pois ainda são extremamente injustiçados pelo sistema organizacional, por serem renegados a certa marginalidade em relação ao trabalho. Até mesmo na família são discriminados; pela sua característica de serem lentos e precavidos, tendem a ser deixados de lado pelos mais jovens, normalmente apressados e impetuosos.

O envelhecimento depende naturalmente do passar do tempo, mas o ritmo desse processo pode ser determinado individualmente. A nossa intenção, através desta documentação coletada por meio de pesquisas e estudos junto aos idosos, é aprender a envelhecer, segundo os princípios da retrogênese psicomotora que, depois de avaliada, poderá orientar a melhor conduta de nossas atividades, promovendo à velhice: bem-estar, qualidade de vida, plenitude, saúde, alegria, prazer e felicidade. Se nos mantivermos ativos, arranjando coisas para fazer, preencheremos a vida e não simplesmente observaremos ela passar.

Nós, enquanto jovens e adultos, devemos entender que é preciso respeitar a nossa história. Se hoje somos o que somos, devemos aos mais velhos: nossos ancestrais. São os idosos de hoje os responsáveis pela nossa infância, juventude e maturidade. Não existiríamos sem eles, e ainda precisamos muito de seus ensinamentos e experiências. A velhice é o período mais sábio da vida, pois é quando damos mais valor ao "ser" do que ao "ter", vivendo um outro sentido para o humor, o amor, a beleza e a alegria.

Nós somos hoje, os idosos de amanhã. Para que possamos receber reconhecimento, respeito, carinho e atenção, temos que oferecer continuamente isso tudo hoje, pois nossos filhos serão as testemunhas deste nosso gesto.

Como agradecimento pelo muito que aprendemos em nossa relação com idosos, documentamos neste livro uma experiência única de estudo, pesquisa, elaboração, intervenção e obtenção de resultados altamente gratificantes, desde 1994, quando introduzimos prestação de serviços para a terceira idade em nossa escola.

Em princípio estávamos na montagem do trabalho, depois passamos para a orientação geral e, mais tarde, pelo excesso de atribuições profissionais só supervisionávamos essa área, passando, então, para expectadores do projeto. Apenas há cinco anos assumimos novamente a responsabilidade de criar o programa semestral, montar a equipe de apoio e intervir diretamente com o grupo, em praticamente todas as atividades.

Foi então que vimos a necessidade de documentação, tamanho o sucesso alcançado com a atual proposta. E, para enriquecer-nos ainda mais, todas as ilustrações deste livro foram realizadas por participantes de nosso grupo em um ambiente de descontração, expressão artística e espontaneidade, promovidos em diferentes atividades. Os textos, transcritos ao final, foram utilizados em momentos de reflexão do mesmo grupo tornando a atmosfera dos trabalhos rica de cultura, sensibilidade e emoção. As pequenas mensagens nas aberturas dos capítulos são sementes de otimismo, que tentamos plantar na alma de cada idoso, com o objetivo de colhermos sua aceitação necessária ao processo do envelhecer.

Desejamos que esta modesta contribuição bibliográfica possa incentivar os profissionais a se dedicarem a essa faixa etária, aos idosos que desfrutarem desta leitura redescubram que sempre é tempo de ser feliz...

"A maior felicidade do ser humano é acreditar que pode superar todas as fases de sua vida, não as encarando como um obstáculo, mas sim como um desafio."

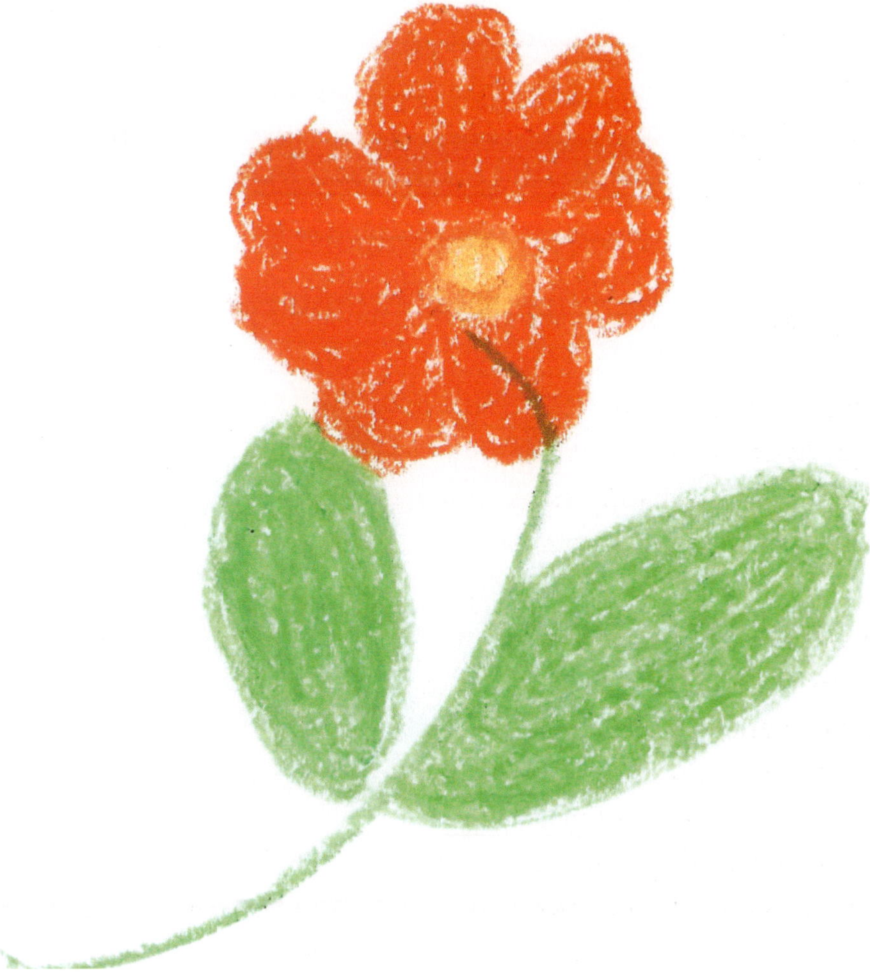

"Amadurecer pode ser a melhor parte da grande aventura de viver, desde que você se cuide bem e não se deixe enredar pelo desejo da juventude eterna."

Introdução

"O envelhecimento é um processo que inicia ao nascermos e termina com a morte". Atualmente, no Brasil e no mundo estão ocorrendo muitas intervenções e programas de atuação com a *turma da terceira idade*. Num contexto cheio de alterações físicas, psíquicas, afetivas, sociais e psicomotoras, após os 45 anos, os profissionais das áreas da saúde e esporte estão muito preocupados com a qualidade de vida de nossos idosos.

Tendo em vista essa preocupação e analisando os trabalhos do Professor Dr. Vitor da Fonseca sobre a Retrogênese Psicomotora e que, há mais de dez anos, possibilitaram um Programa de atuação junto a idosos. Esse trabalho vem sendo aplicado em um grupo de pessoas (a maioria mulheres), em uma constante atualização de propostas, trazendo-nos muitas informações preciosas a cada turma e a cada ano que passa. Baseado nos dados oferecidos por cada turma com que atuamos (na escola Flechinha), achamos muito proveitosa a documentação de nossas experiências e condutas, para que mais pessoas possam se beneficiar desses estudos e pesquisas. Nossa intenção não é só didática e científica, mas primordialmente a colaboração às intervenções de outros profissionais junto a idosos.

O Planejamento Psicomotor, por nós elaborado, utiliza-se de recursos e métodos da psicomotricidade, visando a "um bom envelhecer", com atividades físicas, sociais, recreativas, artísticas e culturais, orientadas e dirigidas. Inclui-se e prioriza-se as realizadas na água, como natação e hidroginástica. Tendo como base os resultados apresentados no exame médico, este planejamento foi estruturado na avaliação física e funcional e, principalmente, na avaliação da retrogênese psicomotora de cada participante do programa. O processo utilizado foi criado segundo os fundamentos da filogênese, ontogênese e retrogênese da Psicomotricidade, retiradas das obras do professor Dr. Vitor da Fonseca.

Os resultados apresentados são altamente satisfatórios, não só no que se refere à melhoria da qualidade de vida desses idosos, mas principalmente nos relatos (Anexo 1) que nos são dados por cada um, na alegria de fazer parte dos grupos.

Neste livro, obedecemos um roteiro de informações básicas, coletadas em nossos estudos sobre o envelhecimento humano. Apresentamos nossa proposta de intervenção, através do planejamento e do programa de atividades, descrevendo-os e ilustrando-os com fotos e imagens das diferentes propostas.

Tornando a leitura agradável e levando a reflexões momentâneas, enriquecemos a obra com textos utilizados em atividades reflexivas junto ao grupo, e a ilustramos com desenhos realizados em momentos de criatividade por alguns deles.

O nosso compromisso com os idosos não termina aqui. Ele terá continuidade na medida em que a vida nos oferecer, diariamente, a oportunidade de aprendizagem na relação com as pessoas, principalmente com a criança e com o idoso. Lembrando um pensamento da cultura africana que diz "quando morre um ancião, desaparece uma biblioteca".

Sumário

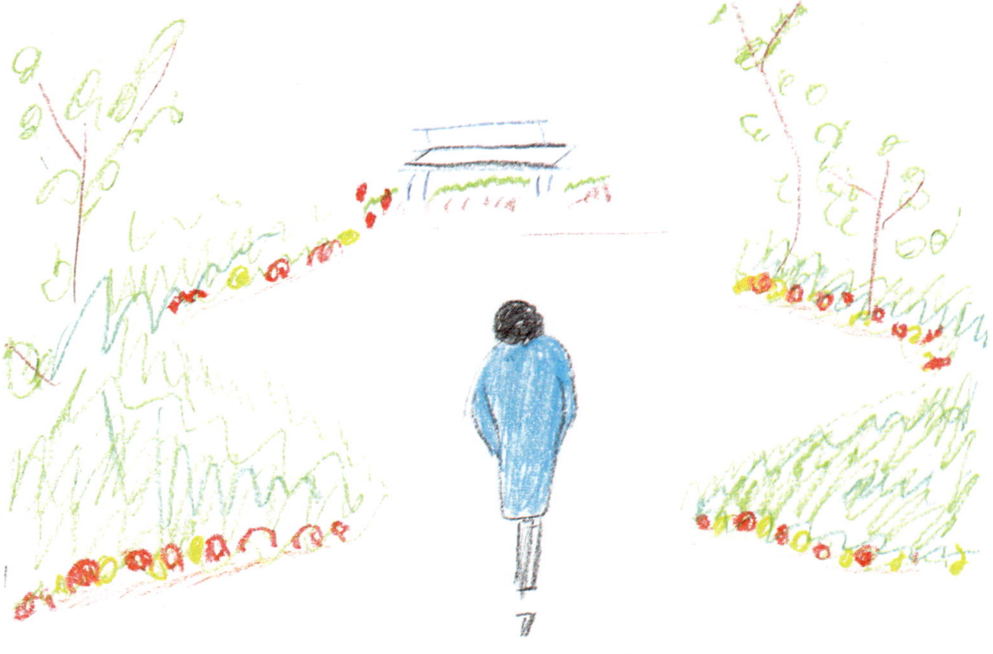

“ Envelhecer não significa ‘não ser jovem nunca mais’. Se você não gosta da vida que tem, faça um escândalo, demita o autor de seu roteiro. A vida se torna preciosa quando você chega a um acordo com sua imensa vontade de viver.”

1 Envelhecer

O processo

O envelhecimento não é a velhice. Ele é um processo irreversível, que se inscreve no tempo: começa com o nascimento e acaba com a morte do indivíduo.

O envelhecimento cronológico deve ser diferenciado do funcional. Trata-se não, só de uma questão de generosidade de sentimentos, mas também de uma maneira de conservar em si suficiente cumplicidade com a criança que fomos. A maneira pela qual as pessoas passam e encaram as características do envelhecimento é que as classifica como velhas.

Porém, não é simples, responder à questão: "Quando se fica velho?" O conceito do tempo no processo de envelhecimento deve ser entendido nos seguintes aspectos:

- *Físico:* Chamado de tempo objetivo, é medido em calendários, relógios, data de nascimento e outros. Mensurável e quantificável, pode ser relacionado à idade do organismo. O tempo físico não corresponde ao tempo biológico.

- *Biológico:* É aquele que se refere aos relógios biológicos, ritmos circadianos e metabólicos de sincronização individual. A idade biológica reflete as variações entre indivíduos com a mesma idade cronológica e se define como a posição do indivíduo em relação à sua expectativa de vida. O envelhecimento, neste caso, poderia refletir modificações ou dessincronização dos relógios internos.

- *Psicológico:* Definido como a experiência subjetiva do tempo, e o modo como é percebido e vivenciado pelo indivíduo. No idoso encontra-se uma vivência interna de lentificação da passagem do tempo, ao passo que externamente este parece acelerado.

- *Social:* Refere-se à posição e hábitos sociais adquiridos e sentidos pelo indivíduo como pertencentes ao papel social e cultural, esperado para a idade. O envelhecimento, por este parâmetro, é avaliado de acordo com o papel social desempenhado pelo indivíduo.

O conceito

Se a velhice designa a última etapa da vida, quando ela se inicia: aos 50, 60, 70 ou mesmo aos 90...? E para quem chega aos 100 anos?... A velhice não é a espera da morte, assim como a demência não é uma ameaça na idade avançada. Nada flutua mais do que os limites da velhice em termos de complexidades fisiológica, psicológica e social.

Vários estudiosos declaram que a velhice não depende da idade cronológica. Mesmo assim, é comum classificarmos de primeira idade o período de nossa formação física, moral, social e profissional, que abrangendo do nascimento aos 28 anos; de segunda idade aquela do desfrute da maturidade, dos 28 aos 56 anos; de terceira idade, o chamado outono da vida, dos 56 aos 84 anos; e, quarta idade, a chamada idade da velhice, iniciada aos 84 anos.

Velhice é um estado de espírito, pois a velocidade do envelhecimento não é a mesma para todos os organismos da espécie humana. Daí a principal diferença entre os idosos, de acordo com a idade cronológica e biológica, ser a individualidade. Há velhos de vinte anos, como há jovens de oitenta.

Segundo a Organização Mundial de Saúde, o envelhecimento cronológico se dá a partir dos 60 anos, estando os idosos classificados em três outras faixas: de 60 a 69 anos estão os jovens idosos; de 70 a 79 anos, os meio idosos; e, a partir dos 80 anos, os idosos velhos – faixa também chamada de quarta idade pelos franceses.

Envelhecer implica algo que é associado à idade cronológica, mas não idêntico a ela. Pode ser usado de diversas formas, explicar fenômenos, definir senilidade, justificar dificuldades, relacionar mudanças e alterações. É um termo atribuído a um processo multifacetado e, portanto, de difícil e imprecisa conceituação.

As causas

A maioria dos gerontologistas define o envelhecimento como o responsável por diminuir a capacidade de sobrevivência do organismo. Porém, isto nos diz pouco sobre a causa do envelhecimento. A principal dificuldade está em separar o processo biológico primário do envelhecimento, das doenças associadas e fatores ambientais. Essa separação é fundamental para o entendimento do processo em nossa vida. Chama-nos, também, a atenção o fator desuso, ou seja, a utilização inadequada dos sistemas orgânicos, geneticamente determinados para a realização de diversas funções e atividades; o sedentarismo atual diante das características ancestrais da espécie humana de caça e coleta implicando em grande atividade física; os níveis de colesterol nas diferentes populações, além do elevado índice de doenças cardiovasculares, da fragilidade músculo-esquelética, da obesidade, do envelhecimento precoce e da depressão.

Somando todos esses fatores, concluímos que as causas desse processo se dividem percentualmente em 20% à herança genética, 10% ao meio ambiente e 70% ao estilo de vida.

As teorias do envelhecimento

Não é simples sabermos quando se fica velho e por que acontece. Diante de muitas pesquisas realizadas, chegamos à conclusão de que muitas das teorias verificadas não apresentavam qualquer base científica. Uma lista delas se vê publicada em livros e revistas (teorias de glicosilação, de reparo do DNA, da antitoxina, do desequilíbrio gradual, da maturação somática, do dano cromossômico, dos radicais livres etc.).

Outras ainda não foram testadas, pois um certo número delas não mostra pontos de vista válidos no processo de envelhecimento.

Hoje os cientistas trabalham com duas hipóteses mais prováveis para as razões do envelhecimento. A primeira é a seleção natural se preocupar em eliminar traços negativos que possam ser transmitidos aos descendentes – mas as mazelas da velhice não se encaixam nesta categoria. Como elas se manifestam depois que o indivíduo já passou da idade reprodutiva, os genes que as comandam não são submetidos ao crivo da seleção natural. Assim, vão se propagando e acumulando de forma passiva, de geração em geração. A outra teoria diz que os genes, bandidos do envelhecimento, talvez ajam como mocinhos durante a juventude. Ainda que causem estragos na idade avançada, são úteis enquanto o indivíduo está na fase de procriar, por isso, a seleção natural se encarrega, ativamente, de mantê-los em circulação.

Porém, parece estar despontando uma terceira via para entender e "curar" o envelhecimento . Uma série de estudos recentes tem mostrado que existem genes solitários agindo como "botões de liga-desliga" para o processo de declínio. Quando esse "interruptor" foi desligado em laboratório, por meio de mutação, vermes, mosquinhas-das-frutas e ratos – os personagens desses estudos – viveram até 35% mais do que o normal, mostrando maior resistência ao estresse imposto pela escassez de alimentos ou exposição a substâncias tóxicas e mantendo-se férteis e saudáveis durante todo o seu tempo extra de vida. Se fossem seres humanos, seriam equivalentes a um homem de 90 anos, com aparência e disposição de alguém de 45. Se a restrição calórica ou a radiação se revelarem maneiras possíveis de neutralizar o comando que nos obriga à velhice e ao declínio – como querem alguns estudiosos – então estaremos perto da mais cobiçada das revoluções: a longa juventude.

Apesar das pesquisas e afirmações acima, acreditamos que é preciso saber com mais detalhes os vários fatores processados no envelhecimento humano. Assim optamos por utilizar dados simplificados, conforme o que descrevemos a seguir.[1]

A deterioração protéica

Atualmente considera-se que os mecanismos do envelhecimento devem estar relacionados à capacidade de sintetizar proteínas. Estas correspondem, habitualmente, a cerca de 15% dos componentes do organismo sendo responsáveis não só pela constituição das estruturas dos órgãos, tecidos e de enzimas, mas também são componentes dos sistemas bioquímicos relacionados à produção de energia. As alterações observadas nas proteínas seriam responsáveis não somente por mudanças (pelo envelhecimento) nos vários setores do organismo, mas também por diversos processos patológicos freqüentes nos idosos.

O relógio biológico

Nos processos de crescimento e desenvolvimento, observa-se que certos genes apresentam uma ação definida em determinadas fases da vida. Assim, o envelhecimento seria a continuação do programa de diferenciação, tendo como última fase a morte.

Ambas as teorias procuram explicar o processo de envelhecimento através das manifestações somáticas, evidentes e facilmente observáveis. Porém, pouco se sabe sobre a origem desse fenômeno comum em todos os seres vivos, havendo muita discordância quanto à verdadeira natureza dinâmica do processo. O que podemos afirmar é a existência de fatores influenciáveis neste processo: os intrínsecos e extrínsecos.

Os fatores intrínsecos

- *Genéticos:* As características do envelhecimento e da duração da vida são particulares a cada espécie. No homem, principal-

[1] Segundo Eurico Thomaz de Carvalho Filho e Yolanda Maria Garcia de Alencar (em apostila), no capítulo 1 "Teorias do Envelhecimento", p.1-8.

mente neste século, os progressos tecnológicos, a melhoria das condições socioeconômicas e, fundamentalmente, os avanços medicinais têm influenciado e prolongado a expectativa média de vida, que nos países desenvolvidos já atingem os 80 anos. Acredita-se que cada espécie de ser vivo apresente uma duração máxima vital, determinada pelo seu padrão genético. A avaliação da herança genética é difícil, pois o envelhecimento é um processo complexo, agindo durante a vida um somatório de vários fatores. As mulheres, geralmente, vivem mais do que os homens. A expectativa média de vida é cerca de cinco a sete anos maior no sexo feminino, em todos os estudos realizados. Este fato tem sido relacionado a diversos outros, como a proteção dos estrógenos no desenvolvimento da aterosclerose e maior tendência masculina em adotar procedimentos e atitudes de maior risco, na saúde e na sobrevivência. Causas de óbitos entre os homens incluem elevada freqüência de suicídios, acidentes automobilísticos e de trabalho, cirrose hepática, alcoolismo, neoplasia pulmonar, enfisema. Todas essas condições relacionadas ao tipo de vida e conduta adotada.

- *Radicais Livres:* Entende-se por radical livre qualquer espécie química com número ímpar de elétrons na sua camada externa. Sua duração é efêmera, alguns microssegundos. Surgem no organismo em reações metabólicas normais e também em resposta a influências internas e externas, como isquemia, radiação e drogas. Provocam alterações orgânicas devido às diversas reações, como alterações celulares, teciduais e genéticas todas relacionadas com o processo de envelhecimento. Admite-se, atualmente, algumas enfermidades como aterosclerose, o enfisema pulmonar e certos tipos de neoplasias, poderem ser causadas pelos radicais livres.

- *Imunidades Celular e Humoral:* A atividade imunológica, como a maior parte das funções fisiológicas, declina com a idade, constituindo uma base teórica para explicar o processo de envelhecimento. Por outro lado, a maior incidência de doenças infecciosas têm sido associada às alterações das imunidades celular (linfócitos T) e humoral (linfócitos B) nessa faixa etária. Esta teoria, apesar de atraente, necessita de provas definitivas, pois as alterações observadas no sistema imunológico dos idosos podem ser conseqüência e não causa do envelhecimento.

- *Ligações Cruzadas:* Ocorrem entre macromoléculas e têm sido descritas em numerosas situações. Como exemplo temos ocorrendo com o colágeno – proteína do tecido conectivo encontrada principalmente nos ligamentos, tendões, músculos, cartilagens, córnea, válvulas cardíacas e vasos sangüíneos. À medida que o indivíduo envelhece, mais colágeno é formado, surgindo ligações cruzadas, tornando a estrutura mais resistente e quase inflexível. Com o aumento da rede de ligações cruzadas no envelhecimento, os processos de difusão seriam alterados, a permeabilidade dos vasos sanguíneos se modificaria, resultando na passagem menos eficiente de nutrientes e metabólitos entre as células e os vasos sanguíneos.

- *Ligação ADN-Histona:* Histonas são proteínas que se unem às moléculas do ADN, mas delas se separam facilmente, deixando-as em liberdade para a transcrição do ARN. No envelhecimento, as uniões ADN-histona seriam mais estáveis, determinando modificações em algumas propriedades físico-químicas do ADN, e causando alterações na transcrição. Tais alterações na expressão do gene seriam responsáveis pelas modificações na síntese protéica.

- *Radiação:* Deve-se analisar os efeitos da radiação sobre um ser vivo sob vários aspectos, como: a idade que ocorreu a exposição, a quantidade recebida, o tempo e número de exposições. A maioria das pessoas que sofreram algum tipo de radiação apresenta maior incidência de processos neoplásicos, mas não foi observado entre elas um envelhecimento precoce. Conclui-se, portanto, que nesses casos a morte foi eventualmente antecipada em conseqüência da maior incidência de neoplasias, não pelo envelhecimento.

- *Altitude:* A hipóxia do indivíduo, quando em locais mais elevados, interage desfavoravelmente com as afecções cardiovasculares. Reside aí a explicação da migração dos idosos – principalmente os portadores de doença pulmonar ou cardíaca – para locais de altitude mais baixa. Porém, o fato não comprova um envelhecimento precoce.

- *Temperatura:* O homem submetido a temperaturas próximas a 50°C ou a 0°C, sem meios de proteção, tolera-as por pouco tempo – mas surgem precocemente alterações orgânicas que podem até levá-lo à morte. É difícil estabelecer para o homem a relação entre temperatura e longevidade, mas parece que o clima temperado, sujeito a pequenas variações, seria o mais propício à espécie humana.

- Poluição: A contaminação do ar pelo monóxido de carbono, bastante intensa nos grandes centros urbanos, é a causa de maior incidência de doenças pulmonares crônicas e suas complicações, aumentando o índice de mortalidade por problemas respiratórios. Não parece, contudo, que tais fatores intervenham no processo de envelhecimento propriamente dito.

- *Alimentação:* Várias pesquisas, entre animais, têm comprovado que o fator alimentar pode, em certos casos, afetar o processo de envelhecimento. No homem, até o momento, não há provas de efeitos comprovados. Há investigações sobre as características qualitativas da alimentação na infância, levando, com certeza, à interferência na qualidade de saúde e vida do homem.

- *Tensão Emocional:* O estado de tensão emocional é responsabilizado pela maior incidência de diversas infecções como, por exemplo, a atereosclerose. Não se descarta, também, a hipótese da tensão emocional acelerar o processo de envelhecimento.

Para que haja uma conclusão quanto à verdadeira importância dos diversos fatores influenciáveis ao envelhecimento, é preciso que alguns critérios sejam observados: aparecimento mais rápido de todas as manifestações morfológicas e fisiológicas do envelhecimento, maior precocidade das doenças ou causas de morte, sem alterar sua incidência e, finalmente, morte mais precoce.

Alterações anatômicas, funcionais e emocionais

No processo natural do envelhecimento, há peculiaridades anatômicas, funcionais e emocionais. Por essa razão é preciso saber discernir, com precisão, os efeitos naturais deste processo (senescência) das alterações produzidas pelas inúmeras afecções que podem acometer o idoso (senilidade).

Wilson Jacob Filho e Romeu Rodrigues de Souza, no capítulo 3 do livro *Anatomia e Fisiologia do Envelhecimento*, apresentam as principais modificações anatômicas e funcionais hoje atribuídas, exclusivamente ao processo natural de envelhecimento, relatadas abaixo:

Alterações anatômicas

Nem sempre o que os olhos vêem é a realidade. Não são todas as pessoas a aparentarem fisicamente a idade que possuem, mas as alterações anatômicas ocorrem, independentemente das "intervenções plásticas".

Composição e Forma do Corpo

A estatura começa a diminuir, a partir dos 30 anos, cerca de 1cm por década. Tal perda se deve à diminuição dos arcos do pé e ao aumento das curvaturas da coluna, além de um encurtamento da coluna vertebral devido a alterações nos discos intervertebrais. Os diâmetros da caixa torácica e do crânio tendem a aumentar. O nariz e os pavilhões auditivos continuam a crescer, dando a conformação típica do idoso. Há alterações evidentes na composição do corpo e, com a perda de massa corpórea, os órgãos internos mais afetados são os rins e o fígado. Os músculos são os que mais sofrem prejuízo com o passar do tempo.

Pele e Pêlos

As fibras elásticas da derme formam feixes dispostos segundo direções preferenciais, conforme as linhas de tensão. Por este motivo, quando se perfura a pele com cilindros, obtém-se uma fenda e não um orifício circular; daí a noção das linhas de fenda. Com o envelhecimento, estas fibras se alteram, a elastina fica "porosa" perdendo a elasticidade. Estas alterações são mais intensas na pele exposta à luz solar, que, somadas à diminuição das espessuras da pele e do subcutâneo, dão origem às rugas. A pele torna-se seca, áspera e pálida. No dorso das mãos surgem as manchas hiperpigmentadas. Ocorre diminuição geral de pêlos no corpo, com exceção das narinas, orelhas e sobrancelhas. Dependendo de vários fatores, ocorre diminuição numérica de bulbos ativos, surgindo a calvice.

Sistema Ósseo

O osso contém dois aspectos: compacto e esponjoso, havendo alterações de ambos no envelhecimento. A perda de tecido ósseo ocorre de maneira diferente no homem e na mulher. Nesta não há perda óssea significativa antes da menopausa. Porém, após este fenômeno, o processo é mais intenso do que nos homens.

Sistema Articular

Nas suturas do crânio, os ossos são unidos por tecido fibroso. Com o envelhecimento, o tecido vai sendo substituído por osso, processo que começa por volta dos 30 anos, desaparecendo por completo em épocas diferentes em cada sutura. O crânio tende, portanto, a apresentar menor número de ossos, diminuindo sua resistência a fraturas. A espessura dos discos intervertebrais diminui, acentuam-se as curvas da coluna, especialmente a torácica, contribuindo para a cifose, comumente observada entre os idosos. As cartilagens ficam mais delgadas e surgem rachaduras e fendas na superfície, prejudicando os movimentos articulares.

Sistema Muscular

O músculo é formado por fibras vermelhas e brancas. Essas fibras se degeneram com o passar dos anos. As que desaparecem são substituídas por tecido conjuntivo, havendo um aumento do colágeno intersticial no músculo do idoso. O peso do músculo diminui, junto à sua área de secção, demonstrando perda de massa muscular – a chamada sarcopenia. Os mecanismos que levam a essa perda são vários: diminuição da secreção do hormônio de crescimento, aumento da massa lipídica corporal, inatividade física, perda de unidades motoras alfa, alteração da atividade da unidade motora, diminuição de estrógenos e andrógenos, produção de citoquinas inflamatórias interleukinas e TNF e diminuição da ingestão de proteínas. Em relação à força muscular, existem algumas características conservadas:

- a força dos músculos envolvidos nas atividades diárias;

- a força isométrica;
- as contrações excêntricas;
- as contrações de velocidade lenta;
- as contrações repetidas de baixa intensidade;
- a força angular de pequenas articulações; e
- a força muscular no sexo masculino.

Por outro lado, há o declínio, com o envelhecimento:

- da força muscular dos músculos de atividades especializadas;
- da força dinâmica;
- das contrações concêntricas;
- das contrações de velocidade rápida;
- da produção de potência;
- da força angular de grandes articulações; e
- da força muscular no sexo feminino.

Sistema Nervoso

O peso e o volume do cérebro diminuem com a idade. Verifica-se certo grau de atrofia cerebral com o passar do tempo, ocorrendo também o aumento volumétrico dos ventrículos encefálicos. As contagens de neurônios, em várias idades, mostram uma perda contínua e muitas células neuronais mostram alterações variáveis, podendo evoluir até a sua morte completa. Convém mencionarmos que há também diversas alterações em sistemas neurotransmissores com o envelhecimento, mas as repercussões causadas na função cerebral ainda é material de muitas pesquisas científicas, assim como na doença de Parkinson, de Alzeimer, na diminuição do controle motor, no esquecimento da senescência, nos distúrbios do sono etc. Resumidamente, podemos afirmar que, nas pesquisas realizadas, constatamos a ocorrência da diminuição em todos os neurotransmissores (acetilcolina, dopamina, serotonina, noradrenalina e GABA), promovendo alterações bastante complexas no mecanismo cerebral.

Sistema Circulatório

- *Vasos:* Com o envelhecimento, a aorta se dilata e seu diâmetro interno aumenta. Tal artéria se caracteriza por possuir grande quantidade de fibras elásticas nas suas paredes. Com a idade, essas fibras diminuem em números, enquanto o colágeno aumenta. Ocorre, ainda, deposição de cálcio em toda sua parede. Os processos arteroescleróticos atingem, também, as artérias menores e as arteríolas, sofrendo transformações idênticas a da aorta. Por exemplo, as carótidas se estreitam com o envelhecimento assim como as coronárias, sendo o processo mais intenso no homem do que na mulher. Portanto, a pressão das artérias, em geral, aumenta. Nas arteríolas renais, mesmo sem hipertensão, o diâmetro é sempre menor no idoso do que no jovem. A arteríola do labirinto, no ouvido interno, também mostra, com a idade, progressivo espessamento da parede.

- *Coração:* As alterações mais importantes ocorrem no miocárdio, nodo sinoatrial e aparelho valvar. Em relação ao miocárdio, contrariamente ao que acontece em outros órgãos, com o passar da idade, há um aumento no peso do coração e na espessura da parede ventrícular esquerda. O nodo sinoatrial, no jovem, é constituído por células musculares pequenas, fibras de tecido conjuntivo em quantidade moderada e fibroblastos. No idoso ocorre infiltração de gordura, aumento do conjuntivo e diminuição das células musculares. Nas valvas, as alterações são mais intensas nas cúspides da mitral e nas válvulas da aorta. No idoso aparecem placas arteroescleróticas, as cordas tendíneas se espessam e o grau de esclerose aumenta.

Sistema Respiratório

- *Caixa Toráxica:* Os elementos que compõe a caixa torácica são muito importantes para a mecânica respiratória. Entre o esterno e as cartilagens costais há articulações sinoviais. Com o envelhecimento, elas desaparecem, os elementos ósseos e cartilaginosos se fundem. Nas cartilagens costais muitos condrócitos degeneram, diminuindo seu número, as fibras colágenas se espessam, o depósito de cálcio aumenta e a cartilagem fica mais rígida. O manúbrio e o corpo do esterno são unidos por fibrocartilagem. Com a idade, ela pode desaparecer, unindo-se às duas partes ósseas. Como a mobilidade da caixa torácica na respiração depende dessas articulações, as alterações citadas provocam importante diminuição em todo o sistema.

- *Pulmão:* Nele, a superfície total alveolar mostra discreta diminuição com a idade. Há freqüente presença de alvéolos dilatados em meio a outros normais, bem como fusão dos mesmos, formando cistos, devido à ruptura dos séptos interalveolares. O conteúdo de elastina no pulmão aumenta com a idade, embora não esteja claro em quais partes do tecido.

Sistema Digestivo

- *Tubo Digestivo:* O epitélio escamoso estratificado, na parte distal do esôfago, às vezes é, substituído, com a idade, por epitélio colunar. Por ser resultado de repetidas desnudações epiteliais – pelo reflexo do ácido gástrico – há substituição das células parietais no estômago e diminuição da superfície do jejuno. A musculatura do colo se espessa, e a musculatura da parede intestinal parece degenar-se discretamente no idoso.

- *Fígado:* O peso absoluto do fígado diminui após os 65 anos, ocorrendo, também, com o número de células; portanto sua função passa a não ter a mesma eficiência.

Sistema Urinário

O fato mais evidente no envelhecimento anatômico do rim é a diminuição do número de glomérulos com aumento do tecido fibroso que os substitui. Porém, convém lembrar que cada rim necessita apenas de 25% do seu tecido original para funcionar normalmente. Em cerca de 75% dos idosos a próstata aumenta de volume, independentemente da ocorrência de enfermidades.

Sistema Reprodutor

- *Mulher:* Com o envelhecimento, os órgãos diminuem de peso e se atrofiam. A menopausa ocorre entre os 40 e 50 anos. A vagina diminui de comprimento e largura; seu revestimento interno normalmente torna-se menos umidificado, atrófico, podendo favorecer a ocorrência de infecções. O tecido fibroso torna-se mais abundante, os cistos ovarianos são comuns e os vasos ficam endurecidos. O útero, aos 50 anos, pesa metade do que aos 30, e sua elasticidade é perdida à medida que o tecido elástico é substituído por feixe de tecido colágeno fibroso. Os ligamentos que mantém o útero, bexiga e o reto em posição podem tornar-se fracos na mulher idosa, possibilitando-os cair. As glândulas mamárias são substituídas por tecido fibroso, enquanto ocorre a perda do tecido gorduroso. Já os ligamentos que suportam as mamas tornam-se fracos, com isso elas ficam pendentes e flácidas. A quantidade de pêlos púbicos gradualmente diminui, à semelhança do tecido adiposo na região.

- *Homem:* As alterações nos órgãos reprodutores masculinos são menos evidentes. Embora o tamanho e o peso dos testículos não diminuam necessariamente com a idade, as células da parede dos túbulos seminíferos, envolvidas na reprodução e nutrição dos gametas masculinos, tornam-se maiores e menos ativas. O número de espermatozóides cai à metade, mas a fertilidade, freqüentemente, perdura até o extremo da vida. Glândulas, como as vesículas seminais e próstata, podem atrofiar-se, e a secreção de testosterona diminui sem ultrapassar os limites da normalidade. A túnica albugínea do corpo cavernoso do pênis diminui de espessura com a idade, não ocorrendo o mesmo com o corpo esponjoso, permanecendo inalterável.

Sistema Endócrino

Ele é fundamental na ativação e modulação de diversos órgãos e sistemas. As alterações associadas ao processo de envelhecimento são significativas na interpretação resultantes de provas laboratoriais e de diversas queixas e sintomas apresentados pelos idosos. Existem alterações importantes na produção, metabolização e atividade biológica dos principais hormônios – relacionados às funções reprodutivas – ao metabolismo do cálcio e à regulação homeostática da glicose.

Alterações funcionais

Fisiologicamente, o envelhecimento tem início no término da fase de desenvolvimento e estabilização, perdurando por longo período – pouco perceptível – até que as alterações estruturais e funcionais tornam-se grosseiramente evidentes. As primeiras alterações atribuídas ao envelhecimento são detectadas ao fim da terceira década de vida. Geralmente discretas e progressivas, as modificações não causam insuficiência absoluta do órgão ou do aparelho. Há exceção de pelo menos dois órgãos, cujas funções declinam ou desaparecem em período relativamente precoce: os ovários e o timo.

Nos demais sistemas, porém, ocorre uma diminuição da reserva funcional, comprometendo a capacidade de adaptação às modificações ao meio externo e/ou interno, prejudicando a eficácia dos mecanismos de manutenção da homeostasia. Tais mecanismos compõem-se fundamentalmente de *sensores*, responsáveis pela detecção do desequilíbrio, *centros reguladores*, encarregados da modulação da resposta, e *efetores*, capazes de executar as devidas correções. O processo natural de envelhecimento se acompanha de alterações no número de sensibilidade dos sensores, no linear de excitabilidade dos centros reguladores e na eficiência dos efetores. A quantidade de água corporal total declina, há o incremento do componente lipídico, diminuição do metabolismo basal, alteração da tolerância à glicose, redução da síntese de aldosterona, concomitante a um aumento da síntese de hormônio antidiurético. Com tanto sobe e desce, as funções dos órgãos ficam desequilibradas, promovendo alterações significativas.

- *Alterações cardiorrespiratórias:* O coração envelhece e, com isso, ocorrem alterações no fluxo sanguíneo. Em estado de repouso ou de mínima solicitação, as condições circulatórias do idoso saudável estarão perfeitamente adequadas à demanda. Mas, quando avaliamos a reserva funcional do aparelho cardiocirculatório do idoso, verificamos que esta se encontra bastante limitada, em comparação aos 20 anos de idade. O fato se deve, principalmente, às alterações estruturais do miocárdio – reduzindo o volume sistólico máximo – e ao já conhecido declínio da freqüência cardíaca máxima.

- *Alterações respiratórias:* Com a diminuição da elasticidade pulmonar, há uma menor capacidade de expiração, favorecendo o incremento do volume residual. Portanto, a capacidade ventilatória é alterada de maneira geral. Somam-se às alterações modificações musculoesqueléticas do arcabouço torácico. Daí fica fácil entender como um processo fisiológico pode ser responsável pela ocorrência de fenômenos patológicos, como a retenção de secreção brônquica, e sua possível infecção.

- *Alterações renais:* Em conseqüência das alterações na reserva funcional do sistema, o rim do idoso apresenta diminuição capacitativa de concentração e diluição urinária, de absorção de sódio e da excreção de radicais ácidos. Por isso, o idoso requer maior tempo para equilibrar o meio interno, em função da menor eficiência dos seus mecanismos compensatórios. A insuficiência renal não deve ser atribuída pela senescência, porém, esta cria condições para que agressões pouco importantes aos jovens possam ser responsáveis por graves disfunções em idosos.

Podemos concluir, com o exposto, que o processo de envelhecimento é natural, absolutamente fisiológico e caracterizado pela manutenção de quase todas as funções orgânicas, em condições habituais, com progressiva redução da reserva funcional dos órgãos e aparelhos. Portanto, as disfunções encontradas nos idosos, devem ser interpretadas como fruto de excessiva demanda, imposta a um sistema fisiologicamente incapaz de supri-la. Ou pela existência de processos patológicos que, embora geralmente camuflados nesta faixa etária, merecem toda a atenção diagnóstica e terapêutica.

Alterações emocionais

Como vimos, a velhice é uma triste coleção de perdas e limitações, que diminuem visão e audição, força e precisão manuais, robustez e flexibilidade, rapidez na execução de tarefas, memória, imaginação, criatividade, adaptação, atenção, energia, iniciativa e sociabilidade. Aquilo que é normal no velho, seria deficiência no homem adulto.

O idoso tenta justificar suas limitações através da doença. Para muitos é fácil acreditar que estão doentes e não velhos.

"A velhice, esta anomalia normal, parece ser vivida no plano da saúde com um misto de indiferença e mal-estar. Afasta-se a idéia de doença invocando a idade, omite-se a noção de idade invocando a doença e, nesse deslizamento, chega-se a não acreditar nem numa coisa nem noutra."

Além disso, as próteses dentárias, os óculos, os aparelhos acústicos, as meias elásticas e as cintas anti-herniárias, entre outras, dão ao velho a sensação de inautenticidade.

A sexualidade é também fonte de angústias e contradições: para o homem é desejar sem ter como concretizar seu desejo, ao passo que para a mulher, a quem a cultura muitas vezes interdita a própria possibilidade do desejo, é chegar na velhice e não ser sequer desejada. Mas convém ressaltarmos que a idade não dessexualiza ninguém, apenas requer aceitação da mudança de padrões. Envelhecer deve ser a reinvenção criativa de si mesmo e a busca de novas fontes de satisfação.

"O idoso, quando consciente de sua realidade, não pode ter projetos, não se permite pensar num depois, já que o depois da velhice é a morte. Dessa forma, essa 'doença', que é a velhice, não oferece alternativas. Quase sempre, a única saída desse impasse é alienação ou enfermidade física (real ou imaginária) criando um falso depois; porque depois da cura restará a doença incurável – a velhice."

A cultura ocidental valoriza excessivamente a capacidade de produção e consumo, retirando do idoso, que pouco produz e consome, seu significado e importância social. Mas precisamos entender que a velhice não é necessariamente uma experiência desastrosa, a não ser que se generalize o conceito que a idade adulta caminha para a senescência. O desejo de manter na velhice o desempenho e as aspirações da idade adulta é tão impróprio quanto este continuar vivendo em função de suas fantasias infantis. Apesar de todas as dificuldades de adaptação que o idoso pode enfrentar, a velhice não é necessariamente uma perda. É, também, a possibilidade de poder continuar desenvolvendo sua personalidade.

Existem também alterações cognitivas na velhice, mas ainda encontramos divergências entre os autores relacionadas à inteligência e às perdas em algumas habilidades intelectuais. Pode-se fazer uma observação importante em relação à memória, pois os idosos são menos capazes de manipular e organizar de forma adequada a memória de curta duração, e apresentam certa deterioração da lembrança. Em relação à linguagem, podemos afirmar que as habilidades verbais não deterioram com a idade, pelo contrário, muitos idosos têm algumas habilidades verbais superiores às dos jovens.

Os idosos apresentam baixo desempenho em tarefas que requeiram iniciativa, controle, planejamento e avaliação de comportamentos complexos, apontando, assim, para um envolvimento do córtex frontal.

Apresentam também diminuição do desempenho intelectual, memória, capacidade de resolução de problemas e percepção, tendo alguns parâmetros mais deteriorados que outros. Conseqüentemente, o desequilíbrio emocional se instala e a auto-estima diminui.

Isso tudo poderá promover o adoecer psíquico do idoso, assim como as principais síndromes psiquiátricas: Síndromes Depressivas, Mentais, Orgânicas, Delirantes, Neuroses, Distúrbios Ansiosos, Somatoformes e Dissociativos, Distúrbios pelo Uso de Substâncias Psicoativas e Distúrbios do Sono.

Portanto, em relação à psicomotricidade, podemos afirmar que as habilidades físicas e sua eficiência aumentam nos primeiros anos de vida, atingem o máximo por volta da terceira década e entram em declínio gradual, até a morte. Entretanto, os indivíduos estão sujeitos a múltiplas variações, podendo modificar substancialmente o desenvolvimento esperado. Torna-se, portanto, bastante difícil distinguir alterações fisiológicas da idade, de diminuição de atividade física, motivação, expectativas sociais e a ocorrência de doenças.

Os efeitos da idade no desempenho psicomotor são diferentes para os diversos sistemas do organismo, para cada indivíduo e cada tarefa. Alguns aspectos da função psicomotora mantêm-se inalterados, como a memória de longo prazo para atividades motoras, enquanto outras, como decodificação e seleção de resposta, deterioram. Velocidade de resposta e coordenação de movimentos também são, aparentemente, deteriorados com a idade.

Todos esses elementos juntos nos dão uma fotografia (em branco e preto) da velhice e do processo de envelhecimento. Na ilustração seguinte (Figura 1.1), retratamos o desenho da figura humana realizado por alguns de nossos participantes do Grupo da Feliz Idade (ao ingressarem em nosso Programa e após alguns meses). Onde podemos constatar vários traços da retrogênese psicomotora no nível da imagem corporal desses idosos. Mas os efeitos positivos das atividades propostas, pelo nosso programa, são visivelmente verificados nessa mesma imagem, após algum tempo (6 meses).

Figura 1.1

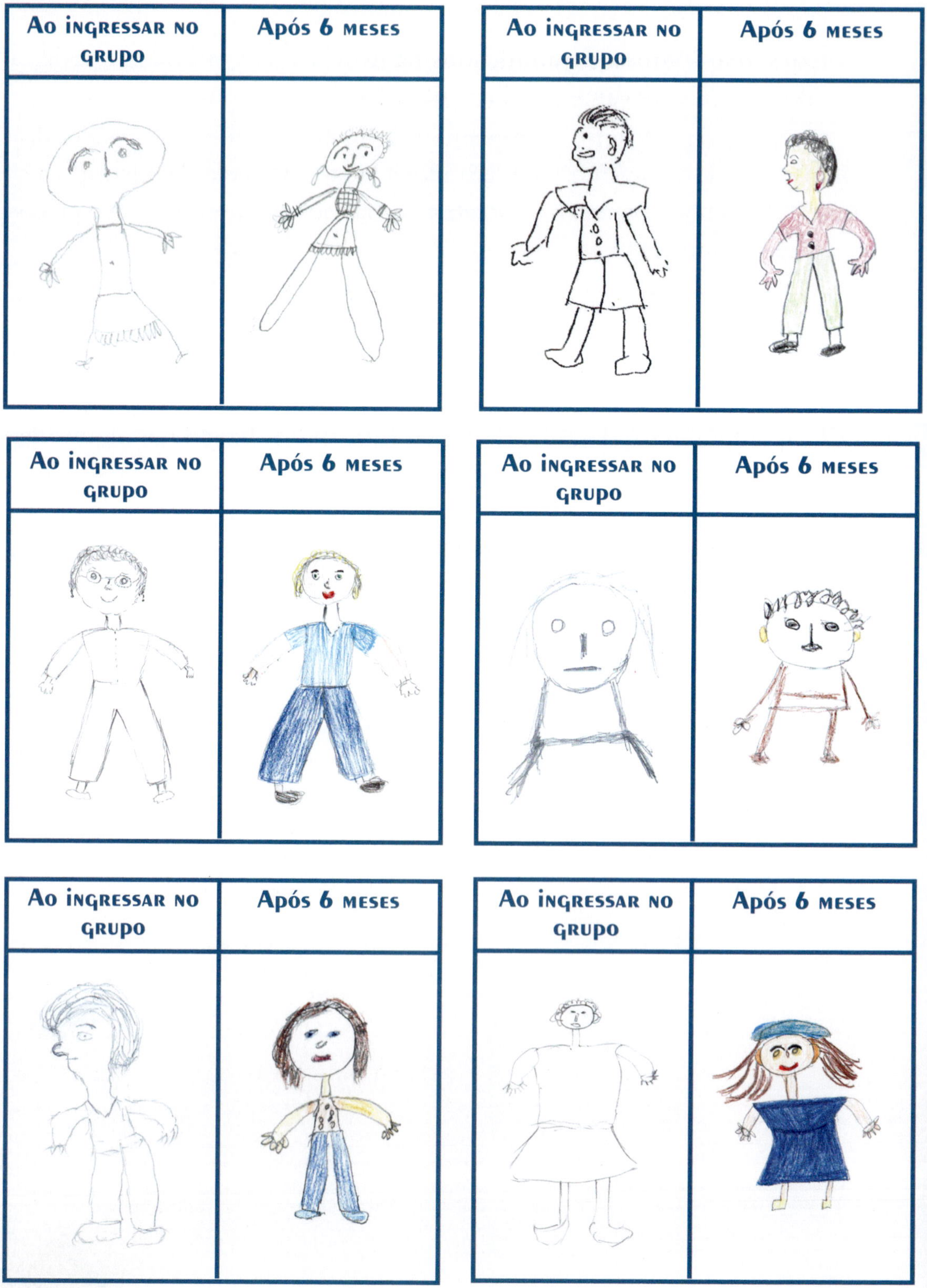
Ao ingressar no grupo
Após 6 meses
Ao ingressar no grupo
Após 6 meses
Ao ingressar no grupo
Após 6 meses
Ao ingressar no grupo
Após 6 meses
Ao ingressar no grupo
Após 6 meses
Ao ingressar no grupo
Após 6 meses

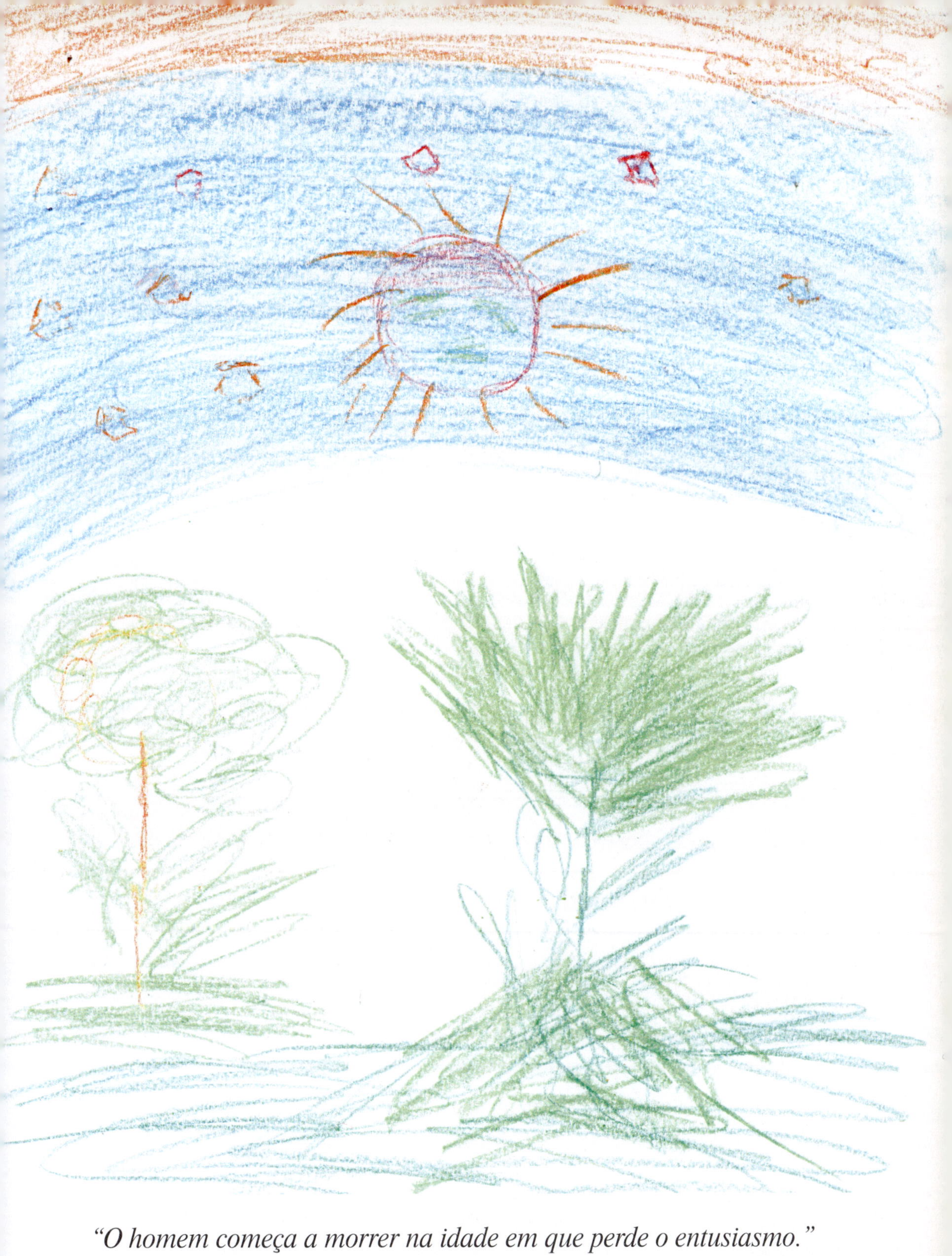

"O homem começa a morrer na idade em que perde o entusiasmo."

2 Idoso em nossa sociedade

Se tomarmos como visão futura que a longevidade pode e deve ser saudável, vamos verificar a inevitabilidade do envelhecer. Mas é possível retardar esse processo através de todos os mecanismos atuais das pesquisas científicas apresentadas pela medicina atual.

Os "proto-humanos", há 5.000.000 anos, viviam em média 15 anos; já na Roma Antiga, 400 a.C., a expectativa de vida era de 19 anos; na Idade Média, séculos XIV-XVI, 30 anos; no final do século XIX, 47 anos; no século XX, 50 anos; nos dias atuais, 84 anos, sendo a previsão para 2025 de 103 anos e, para 2080, 200 anos. Portanto, precisamos nos preparar para este desafio. A maior parte do que hoje se sabe sobre o envelhecimento é fruto de pesquisas realizadas nas últimas décadas. Toda evolução do conhecimento modifica conceitualmente o envelhecimento, respondendo não apenas a uma nova gama de interesses profissionais, mas também às necessidades originadas por uma verdadeira explosão demográfica da população idosa.

Algumas pesquisas apontam que atualmente temos perto de 600 milhões de idosos no mundo e teremos 2 bilhões, em 2025. No Brasil temos, hoje, cerca de 14 milhões e em 2025 esse número chegará aos 33 milhões de pessoas com 60 anos ou mais, colocando-nos em sexto lugar no *ranking* dos países com maior número de idosos. Este é o grupo que mais cresce no Brasil em função da queda da taxa de mortalidade e redução do índice de fecundidade. Hoje, a expectativa de vida masculina está por volta de 64 anos e, a feminina, de 72 anos. Apesar disso, no Brasil, envelhecer não é tarefa fácil, pois nosso país não oferece ao idoso estrutura social para um envelhecimento digno e saudável.

Não é necessário apenas maior interesse em conhecer o envelhecimento. Há, também, e principalmente, uma enorme necessidade de que ele seja rápida e amplamente compreendido em todas as suas nuances orgânicas, psíquicas e sociais. Afinal, o atendimento ao idoso já se coloca entre os principais problemas de saúde pública, não apenas nos países desenvolvidos, mas também naqueles em desenvolvimento, como o nosso.

O idoso, com o passar do tempo, baseado na visão meio selvagem de nosso sistema, deixa de ser pessoa, pois se despede do seleto grupo dos consumidores, quando a vaidade cede espaço à enfermidade; e de gente, passa a ser indigente.

Muito recentemente, em outubro de 2003, foi aprovado o Estatuto do Idoso, publicado e em vigor desde janeiro de 2004, tentando estabelecer normas, regras e leis para respeitar a dignidade das pessoas da terceira idade em nossa sociedade. Analisando e refletindo a respeito deste estatuto, temos a colocar que hoje nossa sociedade está, por bem ou à força, tendo de respeitar e fazer valer direitos que não precisariam de leis para serem respeitados, já que devemos tudo o que somos aos nossos ancestrais. É nosso dever como jovens adultos lembrarmos que hoje somos os idosos de amanhã e, quando lá chegarmos também exigiremos direitos.

Conforme a análise do advogado Marcos Biasioli, sinteticamente, a abrangência do Estatuto do Idoso refere-se ao seguinte:

- *Idade Mínima*: A Lei considera idoso todo aquele que tem no mínimo 60 anos.

- *Sujeitos à Lei*: Além do idoso, o estatuto também imprimiu a figura de novos sujeitos obrigados a respeitá-lo e assistí-lo, não sendo também apenas tributo exclusivo dos familiares, mas da comunidade onde vive, da sociedade em geral (incluindo pessoas físicas e jurídicas) e do poder público – representado pelos poderes executivo, legislativo e até mesmo judiciário.

- *Direitos fundamentais*:

  a) Direito à vida: Num regime capitalista, como o nosso, quem não consome não é gente; em outras palavras, o idoso somente é respeitado de acordo com o calibre do próprio consumo, variando conforme suas posses. Nos primeiro capítulo do estatuto, notamos que a Lei veio para disciplinar a metamorfose deste conceito, pois cabe indiscriminadamente a todo idoso o direito à vida.

b) Direito à liberdade, ao respeito e à dignidade: Apesar da Constituição Federal já garantir tais direitos, a Lei do Idoso afirmou – os com mais veemência, atribuindo ao Estado e à sociedade a obrigação de assegurar ao idoso direitos civis, políticos, individuais e sociais. Destacam-se os direitos da inviolabilidade física, psíquica e moral e a vedação ao tratamento desumano, violento, aterrorizante, vexatório ou constrangedor, abrangendo a preservação da imagem, identidade, autonomia, valores, idéias e crença, espaços e objetos pessoais.

c) Alimentos: O Código Civil diz que parentes podem, entre outros, pedir uns aos outros alimentos de que precisem para viver de modo compatível com sua condição social, inclusive para atender às próprias necessidades de educação. Apesar do diploma civil não excluir o idoso, o estatuto adicionou ao Estado a obrigação de prover seu sustento, caso os familiares não tenham condições de ajudá-lo. Tal encargo poderá ser exercido por meio das organizações não governamentais, em contrapartida ao não pagamentos de impostos.

d) Direito à sociedade: Apesar de sabermos que o atendimento ao idoso, a exemplo daquele que não pode pagar uma consulta médica ou comprar medicamentos, deve ser prestado pelo Estado por meio do Sistema Único de Saúde (SUS) ou pelas entidades filantrópicas de saúde, nos confrontamos com várias faculdades de medicina ainda sem especialidade em geriatria. Cabe ao Estado exigir que as instituições de ensino apropriem seu currículo para a formação de profissionais qualificados na área. O Estatuto traz a novidade do atendimento domiciliar àqueles impossibilitados de se locomover; a acomodação de acompanhantes nos hospitais e a proibição da discriminação na cobrança dos planos de saúde. Tais fatos representam grande avanço. A implantação deste estatuto, contudo, não está restrita à lei, mas sim a recursos suficientes para tal.

e) Educação, cultura, esporte e lazer: Outra função do Estado é criar oportunidades educacionais acessíveis ao idoso, adequando currículos, metodologias e material didático aos programas a ele destinados. Essas condições não devem ser oferecidas apenas por meio da rede pública de ensino, mas também pelas instituições sociais. O estatuto ainda proporciona desconto de pelo menos 50% nas atividades culturais, esportivas de lazer.

f) Profissionalização e trabalho: A notável melhoria no assunto foi a vedação à discriminação e à fixação de limite máximo de idade para concursos, exceto quando a natureza do caso exigir. Outra vantagem, no que diz respeito a concursos, é o critério de desempate ser a idade, privilegiando os mais velhos.

g) Previdência Social: O reajuste dos valores dos benefícios concedidos ocorrerá na mesma data de reajuste do salário-mínimo.

h) Assistência Social: A partir de agora é assegurado ao idoso acima de 65 anos (e não mais de 67), que não tenha como prover a própria subsistência, nem tê-la provida pela família, o beneficio mensal no valor de um salário mínimo, nos termos da Lei Orgânica da Assistência Social (LOAS).

i) Habitação: O idoso tem direito à moradia no seio familiar ou em instituições públicas e privadas, obrigadas a manter rígido padrão de higiene e alimentação regular. A assistência integral por entidades será prestada, se não houver grupo familiar que o ampare.

j) Transporte: Aos maiores de 65 anos fica garantida a gratuidade dos transportes coletivos públicos urbanos e semi-urbanos, exceto nos serviços seletivos e especiais, quando prestados paralelamente aos serviços regulares. No caso de transportes coletivos interestadual, ficarão reservadas duas vagas por veículo a idosos com renda igual ou inferior a dois salários mínimos. Excedendo o número de vagas, os demais terão desconto de 50% na passagem. Esta é uma inovação sem precedentes em nossa legislação, conferindo liberdade e independência de locomoção para quem tem renda tão limitada.

l) Medidas de proteção: As medidas de proteção ao idoso são aplicáveis sempre que os direitos reconhecidos nesta lei forem ameaçados ou violados. O objetivo é fortalecer os vínculos familiares e comunitários. Cabe ao Ministério Público e ao Poder Judiciário a devida atenção a tais direitos e, no caso concreto, o requerimento de medidas a serem aplicadas, podendo ser diversas, como o encaminhamento para abrigos e entidades.

m) Política de atendimento ao idoso: Tal política se dará pelo conjunto articulado de ações governamentais, seguindo as linhas de ações previstas na lei, como políticas sociais básicas.

n) Entidades de atendimento ao idoso: Tais instituições responderão pela manutenção das próprias unidades. Elas precisam inscrever seus programas junto aos órgãos municipais e estaduais, especificando os regimes de atendimento. O estatuto assegura, ainda, assistência judiciária gratuita às instituições filantrópicas ou sem fim lucrativos prestadoras de serviços aos idosos.

o) Fiscalização das entidades de atendimento: As instituições serão rigidamente fiscalizadas pelo Ministério Público, Vigilância Sanitária, Conselho do Idoso e outros organismos previsto em leis. Caso descumprirem as normas estabelecidas, serão penalizadas. Haverá, inclusive, a responsabilização criminal dos dirigentes ou prepostos. As ONGs poderão ser punidas com suspensão parcial ou total de repasse de verbas públicas e até mesmo sofrerem a interdição da unidade, além da suspensão dos programas assistenciais.

p) Acesso à justiça: O procedimento sumário previsto no Código do Processo Civil será aplicado nos casos que não contrarie os prazos dos estatutos, restando ao Poder Público a criação de varas especializadas no atendimento ao idoso. Há, ainda, a prioridade na tramitação de processos em que idosos figurem como parte ou interveniente. A prioridade não cessará na morte do beneficiado, estendendo-se em favor do (a) companheiro com mais de 60 anos. Tal previsão abrange tanto processos judiciais quanto administrativos.

q) Proteção judicial dos interesses difusos, coletivos e homogêneos: Serão aplicadas multas severas quando houver condenação por ofensa aos direitos do Estatuto. Os valores arrecadados serão revertidos ao Fundo do Idoso e ficarão vinculados à aplicação de melhorias neste setor.

r) Crimes: O estatuto também inovou, em uma seara pouco exploradora, ao criar tipos legais na penalidade por condutas contrárias a seus preceitos. Estabeleceu punições exemplares para coibir atitudes nocivas aos idosos, como a omissão de socorro, submissão do idoso à condição desumana ou degradante, discriminação e abandono.

Diante da breve exposição acima, é preciso que haja uma reeducação social em relação aos idosos. A sociedade deve se conscientizar da importância de tratá-los com respeito. Não é esmola, mas um direito, reafirmado pela nova norma. Esperamos que o Estatuto do Idoso não passe de mais uma lei inócua e inoperante. Referendar o Estudo do Idoso é muito mais uma questão de cidadania do que de legalidade absoluta.

O problema é existirem muitos estereótipos para a terceira idade, como por exemplo: velhice e enfermidade andam juntas; os velhos se sentem miseráveis; os anciãos não são produtivos; as pessoas idosas deixam de ser criativas e não tem capacidade de aprender; o sexo não é prazeroso após os 60 anos etc. Mas como, *"... quem curte só o verão e a primavera e não gosta do outono e do inverno fica feliz só metade do ano..."*. Com a velhice é a mesma coisa, pois quem valoriza só a juventude perde metade da vida lamentando não ser mais jovem.

Enfim, são muitas as rejeições encontradas pelo idoso no decorrer do processo de envelhecimento. Mas a alienação social é, talvez, a mais significante dentro de seu contexto de vida. Em nossa sociedade só valorizamos aquele que produz. Erroneamente, os indivíduos acima dos 45 anos já são relegados a uma classe não muito produtiva. A aposentadoria não mais representa o momento de desfrutar daquilo que se construiu no decorrer dos anos, mas sim uma "doença infecciosa e contagiosa", promovendo sintomas horríveis e afastando todos ao redor. Infelizmente o remédio para esse mal ainda encontra-se em produção... mas, com certeza, surgirá em várias embalagens: compreensão, respeito, reconhecimento e valorização.

Portanto, todos os dias, a juventude deverá aprender a envelhecer. De nada vale o acúmulo de riquezas e títulos – que somente engrandecem o ego, o *status* e a vaidade – se faltar a saúde, o entusiasmo de viver, a alegria, a família, objetivos e, principalmente, a fé.

Numa sociedade que supervaloriza a juventude e o culto ao corpo perfeito, é difícil apreciar o charme do "amadurecer". Podemos adiar a maturidade tanto quanto for necessário e possível através de todas as técnicas e de tudo o que muitos marqueteiros tentam nos fazer acreditar, mas o mais importante é que na verdade o que nos faz envelhecer mais rápido é o desistir de nossos sonhos. Apesar das *perdas* (audição, visão, estatura, massa óssea e muscular, memória, velocidade, agilidade etc.) e dos *ganhos* (rugas, cabelos brancos, peso, gordura corporal, varizes, cataratas, hérnias, incontinência, nariz, orelha etc.), devemos sonhar e acreditar que, a cada dia, podemos ser melhores. Reinventaremos, assim, a maturidade e finalmente viveremos felizes.

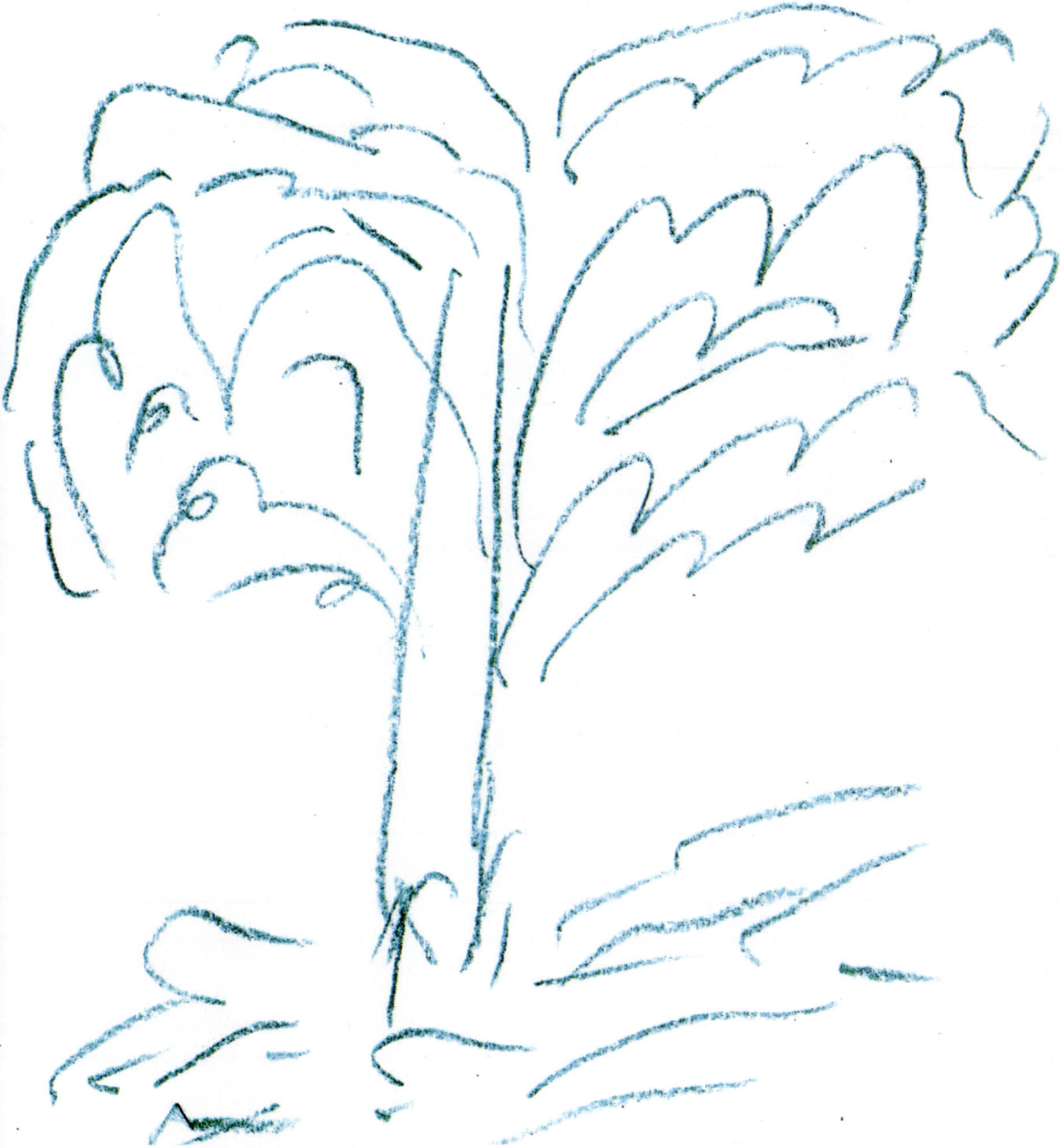

"Os sonhos da gente não envelhecem, o pensamento não envelhece... é o corpo que envelhece. O segredo é não deixar os pensamentos envelhecerem."

3 Psicomotricidade: filogênese, ontogênese e retrogênese

O termo "psicomotricidade", semanticamente, nos traz referência aos mecanismos mentais, intelectuais e emocionais acrescidos de movimento, gesto e ação. A justaposição dos dois termos leva-nos ao dualismo corpo e mente. É importante salientar que essa ciência, reconhecida pela Organização Mundial da Saúde (Loureiro, 1985), vai além desse dualismo e estuda profundamente o desenvolvimento humano.

Assim como somos semelhantes, não somos iguais. Dois seres humanos, por mais características similares que possuam, não são iguais. São seres únicos, com história própria e maneiras de ser e de fazer diferentes entre si. O processo fisiológico é o mesmo para todos os indivíduos, o estímulo também pode ser o mesmo. Porém, a resposta é sempre diferente para cada um, pois o caminho de ida e volta, desde a recepção do estímulo até a execução da resposta, será necessariamente marcado pela história de vida deste indivíduo.

O estímulo será percebido com maior ou menor intensidade. A emoção provocada poderá modificar totalmente a resposta, bloqueando-a, exacerbando-a ou diminuindo-a, ou seja, a história de vida particular de cada indivíduo dá a tonalidade de sua expressão no mundo. Por exemplo, todos nós aprendemos a andar por volta de um ano de idade, mantendo a postura ereta. Desafiando a gravidade, trocamos os primeiros passos, no início, lentos e inseguros, mas com os estímulos e incentivos familiares, começamos as primeiras experiências de liberdade, podendo ir para onde quisermos com as próprias pernas. Este movimento, depois de experimentado suficientemente, torna-se automatizado, isto é, não precisamos estar conscientes da ação em si e o andar será característico de cada um. Podemos reconhecer uma pessoa ao longe, pelo seu jeito de andar, porque ela traz consigo todas as marcas das ansiedades, angústias, medos e culpas que colaboraram na aprendizagem de tal conduta.

Temos, portanto, uma distinção clara entre motor e psicomotor. Quando nos referimos a uma questão motora, estamos falando somente da mecânica do movimento, isto é, do funcionamento dos músculos, tendões, ossos e articulações. Quando usamos o termo "psicomotor", nos referimos à maneira pela qual o indivíduo se expressa no mundo. A consciência de seu próprio corpo, a significação de seus gestos, a comunicação com o outros e a sua adequação no tempo e espaço.

Para entendermos muito mais a psicomotricidade temos que começar nossos estudos pela filogênese (desenvolvimento da espécie humana), passar pela ontogênese (desenvolvimento da criança) e chegarmos à retrogênese ("retrocesso do desenvolvimento" humano).

A psicomotricidade é a ciência do homem. Considera os aspectos biológicos, antropológicos, sociológicos e culturais, respeitando a abordagem filogenética (bioantropológica) e ontogenética (psicobiológica) do desenvolvimento da espécie humana. O desenvolvimento da criança recapitula, acelera e qualifica o da espécie humana. Ele compreende todas as mudanças contínuas ocorridas desde a concepção ao nascimento e do nascimento à morte.

Na evolução das espécies – dos animais invertebrados aos vertebrados – registra-se uma história de modificações e adaptações promovidas pelas interações endógenas e exógenas dos seres vivos com o meio ambiente. Com a informação genética responsável pelo controle dos fatores inatos e adquiridos em todas as espécies, a evolução se realiza com transformações anatômico-funcionais e modificações cerebrais que culminam no primata e no homem.

A ontogênese recapitula a filogênese ao verificarmos o embrião humano como um retrato de várias espécies, em suas fases de metamorfose. Os processos evolutivos, maturacionais e hierarquizados ocorrem num plano biológico e social, especialmente nas relações entre o psiquismo e a motricidade. O social é biológico e, conseqüentemente, uma condição vital e indispensável da ontogênese. O biológico não se opõe ao social, os dois fatores não se reduzem um ao outro, não são sequer incompatíveis. O biológico e social coexistem dialeticamente. O ser humano se constrói como um ser social. Sem a presença do adulto socializado, o recém-nascido não responde às suas necessidades de crescimento e de desenvolvimento. A criança é "agida" por outros, antes de se autolocomover e de se automovimentar. Podemos até concluir que o desenvolvimento da motricidade infantil depende fundamentalmente da motricidade (conduta) adulta. Fonseca (1998, p.12) declara:

> *"No envolvimento da mãe, pré-estruturam-se os reflexos, ou seja, a memória da espécie. No envolvimento com a família, desenvolvem-se as primeiras aquisições motoras e lingüísticas. No envolvimento com a sociedade, evoluem as primeiras aquisições psicomotoras e psicolingüísticas".*

A motricidade e, conseqüentemente, a psicomotricidade visam a uma concepção holística do desenvolvimento humano. Ela coloca em jogo várias estruturas de construção: sinergias inatas edificadas a partir da filogênese e sinergias automatizadas e complexas, apropriadas a partir da ontogênese. É pela motricidade que a inteligência humana se desenvolve, materializa-se, constrói-se e edifica-se. A motricidade reúne em si duas componentes ontogenéticas fundamentais: a diferenciação estrutural do sistema nervoso central e a aquisição progressiva de padrões comportamentais, da sensação à conceitualização, passando pela percepção, pela retenção e pela simbolização. Tem, também, papel importante na estruturação, organização e regulação da linguagem humana, fazendo-nos compreender as razões da evolução do gesto à palavra, do ato ao pensamento e do ato reflexo à atividade de reflexão.

A retrogênese é decorrente de uma involução, geneticamente programada para se desintegrar. Nascemos e renascemos muitas vezes, seguindo sempre uma dinâmica organizativa dentro do próprio cérebro, onde ocorrem migrações, proliferações, mortes e interconexões seletivas de células. Estas permanentemente reorganizam e remodularizam os mecanismos existentes, não destruindo as estruturas antigas, mas sim, desenvolvendo-se em estruturas completamente novas.

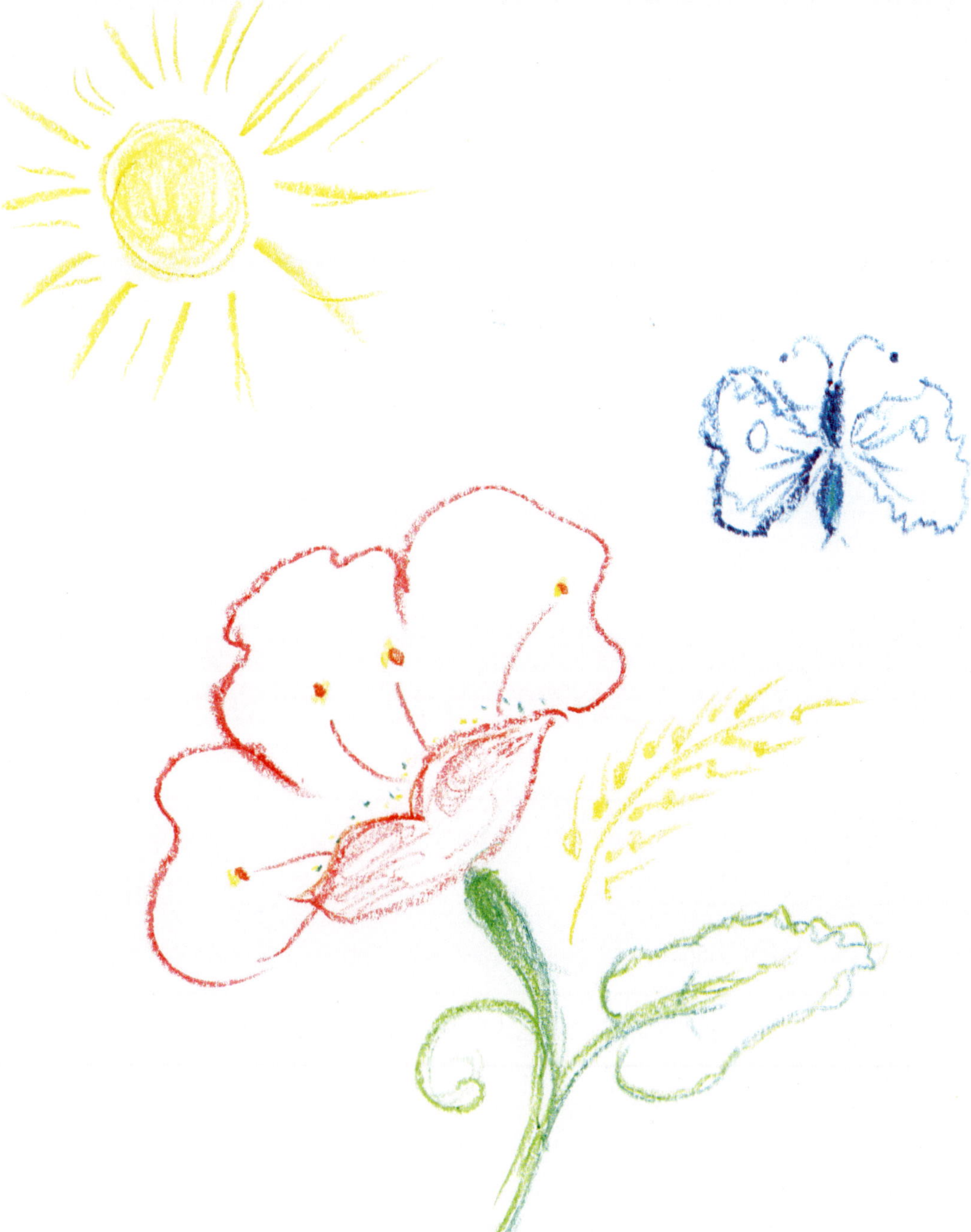

"Não conseguimos aceitar que envelhecer é uma negociação feita com a natureza e que um toque de senilidade é o pequeno preço a pagar pela longa estada neste planeta encantador."

4 Retrogênese – um processo a ser verificado

Como vimos, o conceito de retrogênese está intimamente relacionado ao conceito da evolução humana. O desenvolvimento humano é um processo contínuo, iniciado na concepção, seguido por metamorfoses seqüencializadas até a morte de tal forma que cada estágio apresenta um determinado nível de maturidade. O ser humano caminha para uma maturidade, vence vários obstáculos e realiza várias aquisições essenciais para lidar com as realidades existentes. Posteriormente evolui para uma "desmaturidade", que se inicia na terceira idade.

As complexas capacidades inatas transformam-se em novas fontes de informação por meio de novas aprendizagens, consubstanciando-se em si o fator causal do desenvolvimento.

A evolução humana contém uma reorganização do nascimento à morte, desde a criança, passando pelo adulto até o idoso. Em cada fase há algo sazonal idêntico à seqüência das estações: primavera (criança), verão (jovem), outono (adulto) e inverno (idoso). Portanto, a evolução caminha para a involução, num processo inverso. Tudo está programado para se desintegrar. A chamada "involução", isto é, a mudança de comportamento intríseca no período final da vida, implica numa deteriorização, peça por peça, de todos os nossos sistemas, propriedades e funções. Essas transformações são encaradas patologicamente, mas representam o efeito inevitável do avanço da idade. Na sequência dos fatores de desenvolvimento há a noção inversa, que é a retrogênese humana.

As grandes mudanças, da infância à adolescência, desde a vida adulta até a velhice, são inevitáveis. Elas atingem todas as áreas do comportamento humano e, naturalmente, a psicomotricidade.

A senescência, como antítese da adaptação e da evolução, implica numa rede de mudanças desintegradas e progressivas, bioquímicas, fisiológicas, biológicas e comportamentais, que, progressivamente acumuladas, culminam na morte. A deteriorização seletiva ocorre em diferentes ritmos e zonas do cérebro. O empobrecimento neuronal causado pelo tempo conduz a um declínio funcional irremediável no envelhecimento normal. Problemas de memória, humor, concentração, atenção e vivacidade intelectual tendem a emergir com o tempo. As perturbações da memória imediata e de médio termo são características enquanto que se verifica um apego ao longínquo. Essas perturbações são normalmente acompanhadas de: insônias, perdas de julgamento, egocentrismo, exploração assistemática de objetos e situações, inércia afetiva, incontinência, dependência, hipotonia etc., traduzindo uma espécie de regressão (a meninice). O processamento das informações visuais, auditivas e tátil-cinestésicas também sofre desintegrações relevantes. A inteligência torna-se mais cristalizada, mas os fatores verbais resistem mais. Enfim, desorganização e desincronização motora, perda da memória, falta de iniciativa, modificações afetivas, flutuações de tristeza, isolamento social e segregação familiar favorecem um quadro de degradação mental e retrogênese psicomotora.

A evolução do cérebro, no seu todo filogenético e ontogenético, envolve uma transição do mais organizado (medula) ao menos organizado (córtex); dos centros inferiores mais organizados aos centros superiores que vão se organizando pela vida afora; do mais simples ao mais complexo; do mais reflexo ao mais voluntário, pressupondo uma organização vertical ascendente.

Na obra do professor Dr. Vitor da Fonseca (1998, p.351-5) encontramos os estudos de Luria, referentes à organização funcional do cérebro. Tal organização resulta da interação conjunta e hierarquizada de três blocos funcionais, dependentes das funções que comandam o trabalho cerebral, implicando em todas as formas complexas de comportamento, nomeadamente na organização psicomotora. Para Luria, as formas complexas de comportamento têm origem social, a partir da qual se desencadeiam processos que elaboram, armazenam e conservam a informação do mundo exterior programando e controlando ações que materializam intenções, obedecendo a uma organização estruturada, auto-regulada e hierarquizada no cérebro. Experimentalmente,

Fonseca (1988) verificou, em termos ontogenéticos, que a organização psicomotora, de acordo com o modelo neuropsicológico de Luria, evolui do primeiro ao terceiro bloco funcional, ou seja, da tonicidade à praxia fina, sugerindo a evolução maturacional do córtex humano, parte do tronco cerebral (primeiro bloco) para os hemisférios cerebrais (segundo e terceiro blocos), dando significado ao princípio da hierarquia estrutural do cérebro.

Se a evolução humana contém uma dinâmica organizativa e funcional do cérebro, onde ocorrem transições e modificações, que tendem a evoluir das estruturas inferiores às superiores segundo uma organização vertical ascendente (do primeiro ao terceiro bloco), e, se a evolução está pré-programada para se desintegrar, isto é, retroceder das estruturas superiores às inferiores, segundo uma organização vertical descendente e de sentido contrário, então a retrogênese psicomotora deve seguir uma desmontagem declinativa do terceiro para o primeiro bloco. Ou seja, a deteriorização da organização psicomotora inicia-se com a praxia fina, a seguir com a praxia global, nos desestruturamos espaço-temporalmente, perdemos a noção do corpo, o equilíbrio e, por fim, a tonicidade.

A vida, como a evolução, é uma implacável e inexorável seqüência de experiências, revelando o nosso patrimônio filogenético e evidenciando a nossa competência ontogenética, que, num momento determinado, se esvanece e regride – da filogênese à retrogênese, passando pela ontogênese.

"A velhice é a síntese da experiência e a maturidade da vivência."

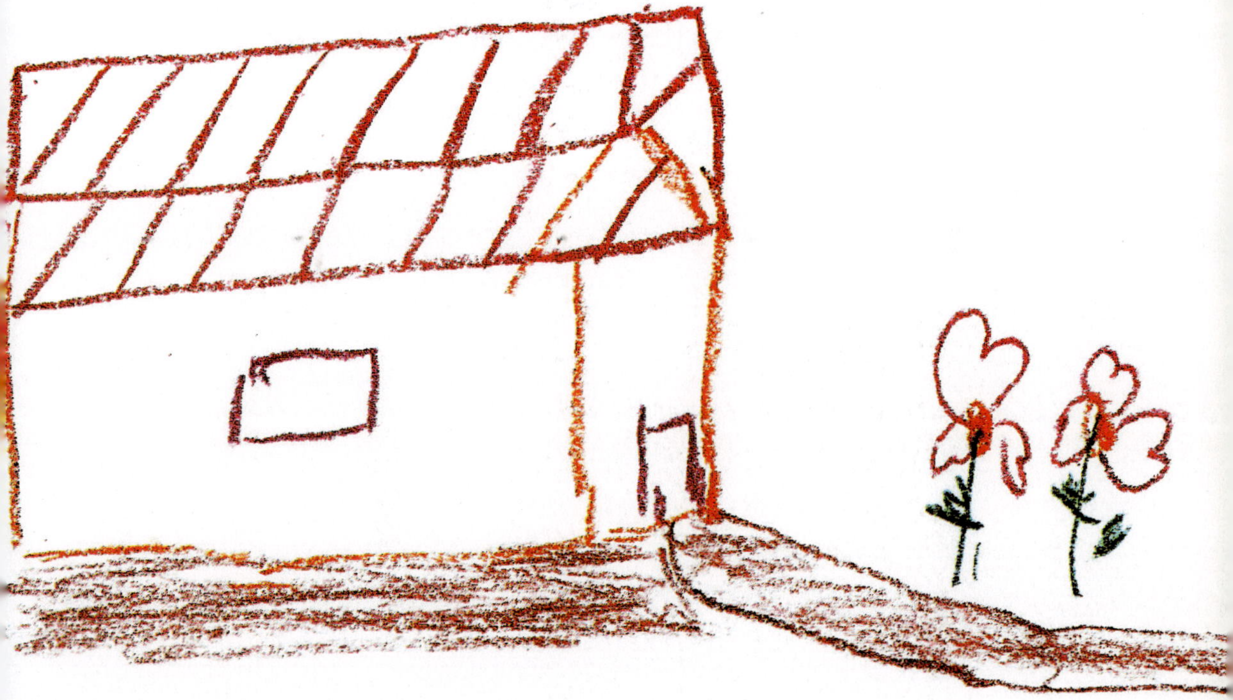

"Adore sua idade. Pertença ao seleto grupo de pessoas inteligentes, generosas, seguras, engraçadas, misteriosas, cheias de graça e bem-cuidadas. Levante sua bandeira. Recuse-se a ser rotulado, pois a vida passa, mas boas lembranças nunca se apagam. Olhe para frente conforme você envelhece, pois o relógio do tempo pára aos que só olham para trás."

5 Expressões e impressões da vida através do desenho

Tudo que é vivido é registrado não só no corpo, mas também no nosso inconsciente.

Ao lidarmos com os idosos verificamos que é muito válido a utilização da expressividade escrita e desenhada, como forma de investigação e até mesmo o conhecimento de que as palavras não dizem e o corpo não demonstra. Cada desenho é o reflexo da personalidade do indivíduo que o cria.

Em algumas atividades pudemos, com nosso grupo, propor momentos de expressão gráfica, através do desenho, como vimos em capítulos anteriores. Mas gostaríamos de destacar, em especial, o que pudemos registrar de impressões a respeito da retrogênese psicomotora, retratada através das ilustrações deste livro e em especial deste capítulo.

Para as conclusões que chegamos fomos fundamentar nossa pesquisa em estudos sobre o desenho na psicologia, e nos deparamos com dados importantes na interpretação dos significados.

Na história da humanidade, o advento de seres humanos civilizados tem sido relacionado com a invenção da escrita, cerca de quatro mil anos atrás. A pintura das cavernas atesta a necessidade humana de representar graficamente seus objetos de interesse, e, possuí-los pelo menos em sua imaginação, já há vinte ou trinta mil anos atrás.

Símbolo x Significado

Os símbolos são os mais gerais e efetivos meios de comunicação. Por exemplo, um objeto pode significar um desejo ou um sentimento, como o pombo representando a paz.

Como os sonhos podem ter significado, quando relacionado às associações pessoais de quem sonha, os símbolos desenhados, consciente ou inconscientemente, encontram significado apenas quando vistos no contexto da história pessoal de quem os desenha.

Jung (1968) enfatiza a diferença básica entre sinal e símbolo. O sinal é convencionado pelo homem. Sem significado em si mesmo, representa, por senso comum, um objeto ou instrução – como os sinais de "pare" e "siga" do trânsito. Um símbolo é, muito diferente. É um fenômeno espontâneo e natural, representa mais do que aparenta. Sonhos e pensamentos inconscientes, sentimentos e ações são fontes de símbolos. Eles devem ser interpretados no contexto de uma única realidade: a da pessoa que sonha, atua e/ou desenha.

O uso do espaço

Na psicologia, o espaço no papel onde uma pessoa realiza seu desenho é dividido por uma linha transversal imaginária, em uma parte superior e outra inferior, e por uma linha vertical, em um lado esquerdo e outro direito.

Existe suporte geral para a interpretação de que pequenas figuras desenhadas perto da ou na parte de baixo da folha expressam sentimentos de inadequação, insegurança e depressão, ao passo que os localizados na parte de cima sugerem otimismo, talvez narcisismo e fantasia.

A colocação no lado direito ou esquerdo da folha é interpretada das formas mais variadas. A começar pela variável determinação de que direita ou esquerda é a de quem vê ou daquilo que é visto. Em seguida, é necessário levar em consideração o direcionamento cultural para escrever da esquerda para a direita, ou vice-versa. Vários autores expressam sua análise de que os tipos de personalidades são diferentes dos que desenham mais à esquerda ou à direita. Mas o que nos importa aqui é o fato das pessoas melhor ajustadas desenharem a figura bem centrada, não notadamente pequena ou grande.

Qualidade do traçado

Além do conteúdo e do simbolismo, os sentimentos encontram expressão nas linhas, uso do espaço, equilíbrio, integração e forma de execução. Uma figura desenhada com linhas leves, indecisas e quebradas remete à uma personalidade insegura e deprimida. Ao contrário, uma figura vigorosa, contínua e livremente desenhada é expressão de autoconfiança.

Sombreamento

Outro indicativo que tem recebido verificação em numerosos estudos experimentais é o sombreamento, seguidamente obscurecendo a figura fundamental na sua totalidade ou em partes específicas. Esta característica é interpretada como uma expressão de ansiedade. Ocorre, de fato, nos desenhos de pessoas cuja ansiedade é um elemento saliente em seu comportamento.

Estilo

O estilo pode ser definido como uma forma de expressão própria de uma pessoa ou período de sua vida. É pelo estilo que atribuimos um trabalho particularmente a um autor, compositor ou artista. Muitas vezes, o estilo é reconhecido pelos traços de personalidade evidentes da pessoa. Ele pode ser contido ou exuberante, impressivo ou expressivo, realístico ou imaginativo. É, também, modificável através dos anos, mas sempre guardará o traço marcante de seu autor.

O tema

Em todas as nossas propostas de desenho, sempre houve uma diretividade, até mesmo para a livre expressão. O interessante a apresentar, neste capítulo especial sobre desenho na terceira idade, é que quando solicitados a *figura humana*, a *família* e a *árvore*, nossa intenção era de realmente utilizarmos símbolos que a psicologia nos empresta para tentar entender muitos dos comportamentos que os idosos apresentavam nas atividades em geral.

Claro que vários deles se confirmaram no desenho e alguns outros nos ajudaram a compreendê-los e tratá-los melhor. Pois, alguns traços de personalidade ficam escondidos e de difícil acesso ao profissional. Mecanismos como este nos ajudam a lidar com as chamadas "perdas" que o idoso lamenta, enriquecendo-nos de ferramentas e estratégias de intervenção em relação ao nosso planejamento.

As propostas de *figura humana* foram utilizadas para que pudéssemos estudar o efeito das atividades físicas propostas e seus resultados, além dos apresentados no Capítulo 1, em "Alterações Emocionais", que nos trouxeram a constatação de que o programa melhorou a auto-estima de todos e, em alguns casos, gerou verdadeiras transformações de como o idoso se vê, aceita e projeta na vida.

Complementando com outros exemplos, apresentamos abaixo quatro casos, provas da verdadeira "revolução" emocional, com melhor estruturação do esquema corporal (às vezes, até fragmentado e incompleto); dos acessórios, indicando uma vida mais festiva; do colorido, melhorando sua visão de futuro e até mesmo de suas relações com as pessoas e com o mundo ao redor.

Quadro – 5.1

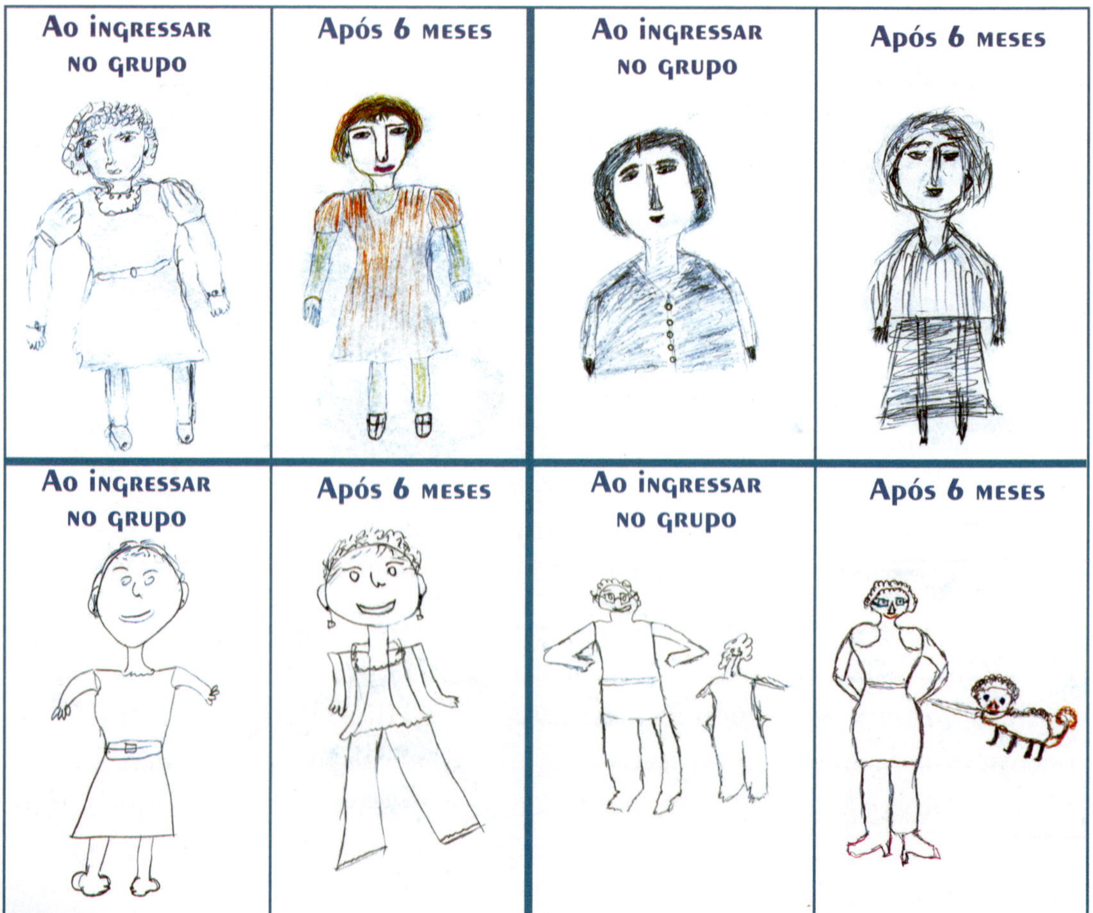

Quando solicitamos o desenho da *família*, nossa intenção era a de verificarmos que papel esse idoso tinha no seu contexto. É conhecido e público a exclusão que a sociedade realiza com o idoso dentro de seu próprio lar. Os desenhos nos trouxeram os sentimentos e relações interpessoais, expressadas pela forma, lugar, tamanho, e, inclusive, expressão corporal de cada um no grupo de pessoas desenhado. Há desenhos que chegaram a nos impressionar, tamanho o simbolismo apresentado: omissão de si mesmo; "exclusão" (separação de um membro de outro), indicando a falta de comunicação e sentimentos de isolamento; expressão facial com traços de alegria ou tristeza e a direção do olhar.

Quadro – 5.2

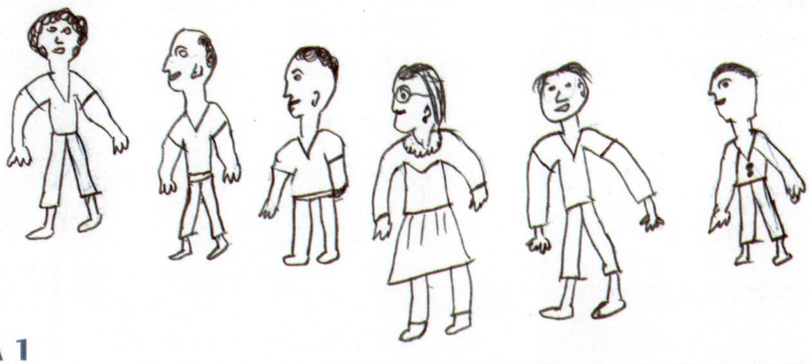

Família 1

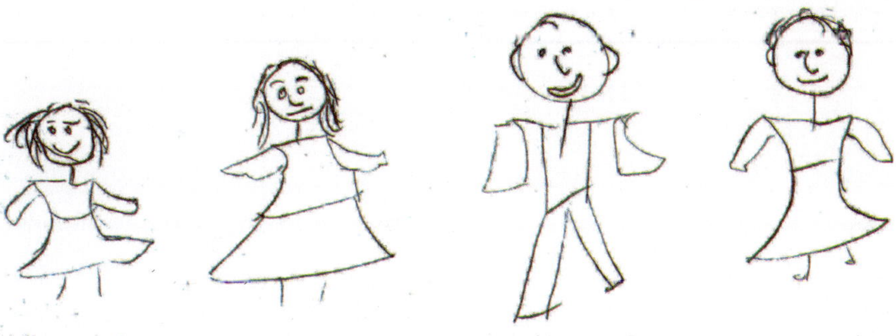

Família 2

Tendo em vista a recusa às nossas propostas de desenho da figura humana, utilizamos a da *árvore*. Segundo a psicologia, muito da personalidade é projetado na forma como a pessoa desenha uma árvore e suas partes. Existem autores que consideram o desenho da árvore uma fonte de rastreamentos aspectuais mais profundos e básicos da personalidade, verdadeiros auto-retratos inconscientes. As três principais partes da árvore, supostamente, se referem aos três maiores campos da personalidade: o tronco – a vida emocional; as raízes – a vida instintiva; e a copa – a vida intelectual e social.

Abaixo, colocamos exemplos de vários desenhos que, mesmo sem nenhum olhar técnico e interpretativo, podem ser observados traços marcantes de vida, como se elas representassem tudo o que esse idoso viveu, produziu e deixou no planeta.

Quadro – 5.3

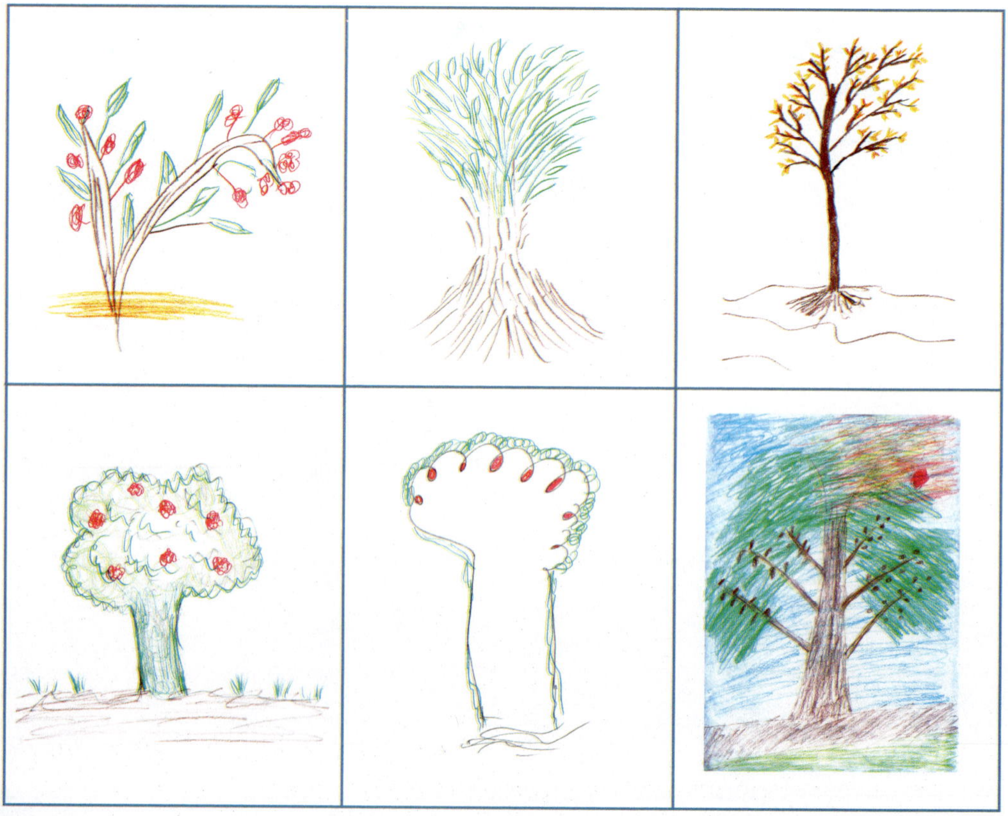

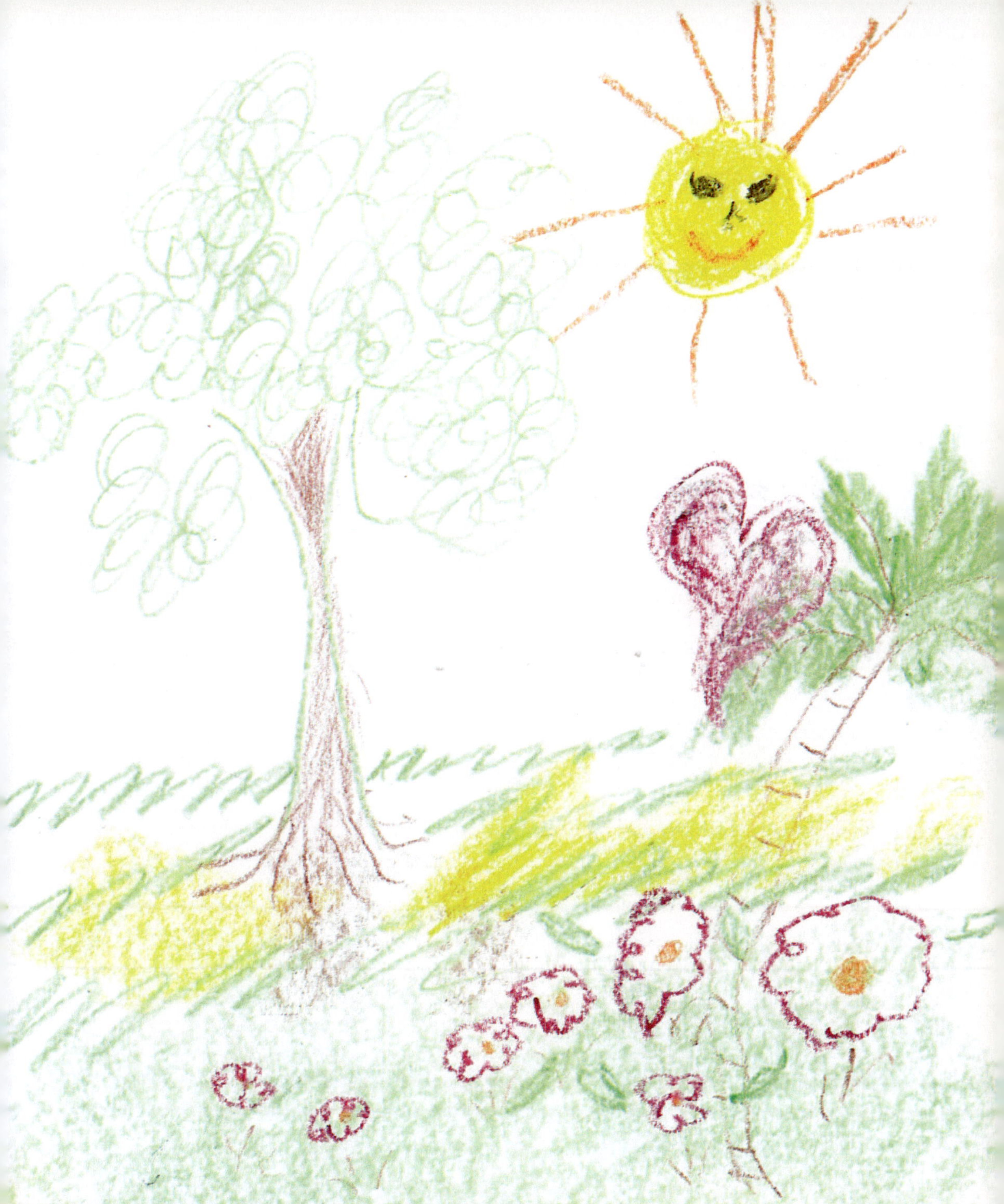

"É preciso olhar a vida com nossos olhos, a cada manhã, enxergando sempre novas paisagens e horizontes."

6 Atrasando o relógio da vida

A cada aniversário constatamos que podemos, se quisermos, renovar a vida a cada dia, acreditando que novas conquistas nos esperam. Assim, nosso envelhecer tem muito a ver em tornarmos as coisas mais fáceis.

Conforme visto nos capítulos anteriores, o destino humano é cheio de mudanças estruturais e funcionais, mas que não podem ser encaradas como doenças e, sim, como processos adaptativos a situações e circunstâncias que formarão uma nova organização psicomotora.

Para que o idoso minimize os efeitos da retrogênese psicomotora – como a lentidão cognitiva e motora, as alterações psíquicas e comportamentais – é preciso que ele participe de programas de intervenção baseados em métodos científicos, pedagógicos e criativos, colocando seu corpo em movimento, seu cérebro em produção e sua alma em alegria. As propostas devem ser as mais variadas e diversificadas possíveis, abrangendo desde relaxamento, formas estáticas e dinâmicas de equilíbrio, tonicidade, coordenação, atenção, observação e memória, até simples propostas de reflexão e meditação. E mais, atividades de reintegração e simbolização da imagem corporal, explorações viso-motoras seqüencializadas espacial e ritmicamente, exploração de atividades de verbalização e situações de elaboração prática.

Uma atenção especial deve ser dada pelo idoso a sua alimentação. Uma boa orientação nutricional lhe indicará a alimentação equilibrada – comendo, diariamente, dois alimentos de cada grupo que contribuam com proteínas, cálcio, minerais, vitaminas e carboidratos. Sabe-se que o crescimento frequente das perturbações coronárias tem como causa a obstrução das artérias. Isto por falta de controle alimentar, exercícios, tranqüilidade física e psíquica e, principalmente, hábitos saudáveis. Não há uma fórmula mágica, mas O+D-P=VS, isto é, Ocupação com Descompromisso menos Preocupações é igual a uma Velhice Saudável.

O envelhecimento é inevitável, constituindo uma etapa da vida em que é preciso aprender, uma vez que exige adaptação. Nesse sentido a psicomotricidade pode exercer efeito preventivo – conservando tonicidade funcional, controle postural flexível, boa imagem do corpo, organização espacial e temporal prática, integração e prolongamento das praxias ideo-motoras etc. – perfeitamente adaptadas às necessidades funcionais específicas do idoso. Assim, possibilita escapar à imobilidade, passividade, isolamento, solidão, depressão, dependência, institucionalização e segregação, dando à fase terminal da vida a dignidade que ela merece.

A abordagem psicomotora proposta nesta obra leva em conta que toda atitude tônica tem uma resposta ao nível afetivo, assim como todo o estado emocional implica num comportamento tônico. A necessidade de se comunicar está ligada automaticamente à emoção. Esta é tão estreitamente ligada ao tônus e à sensibilidade profunda que a mudança de um dos seus componentes modifica e transforma o conjunto de maneira às reações se repercutirem sobre a totalidade do corpo. Se o movimento decorre de um estímulo, provocando uma resposta com o mundo externo e interno, um trabalho que propõe conhecer e perceber todo esse processo leva-nos a pensar em abrir possibilidades para que cada um possa articular-se de acordo com as suas necessidades. Sabemos que a população idosa, pelos aspectos descritos no decorrer deste livro, sofre cristalização dos seus comportamentos tônicos, privando-se da possibilidade de perceber o que há de mais simples: o prazer do movimento, o prazer que vem do corpo, o prazer da vida.

A psicomotricidade é um caminho que abre possibilidades aos idosos de encontrarem outras formas de fazer, outras maneiras de pensar, outros sonhos a realizar..., aprendendo a envelhecer com felicidade e prazer.

As avaliações, observações e orientações

Para a elaboração de um programa intervencionista que possa trazer benefícios ao processo de envelhecimento, é de fundamental importância uma boa anamnese acompanhada de avaliações médicas em todas as especialidades necessárias, avaliação física e funcional e avaliação psicomotora de cada idoso que fará parte de nosso grupo.

Todos os processos de avaliação devem ser momentos de observação muito importantes. Observar é estar à escuta, respeitar e examinar com cuidado, testar e ser testado e, sobretudo, deixar-se impregnar do outro e fazer eco nele. Por isso, qualquer avaliação deverá obedecer alguns critérios de observação em relação à conduta geral do idoso em encontros informais, e mecanismos de defesa apresentados frente às propostas solicitadas nos testes.

Ao tomarmos contato com o candidato a participar do grupo, procuramos esclarecer a importância de todas as etapas iniciais de avaliações, do planejamento das atividades e, principalmente, das expectativas nossas e dele junto ao serviço. Tentamos conscientizá-lo da responsabilidade que irá assumir com a sua qualidade de vida, pois de nós dependerá muito pouco perto do muito que para ele será promover mudanças em suas rotinas.

Anamnese

Nossa anamnese (Anexo 2) é uma síntese de questões abrangentes, na qual somos capazes de colher muitos dados e informações sobre sua história de vida, úteis no relacionamento conosco e com os demais participantes. Conheceremos seus hábitos, suas alegrias e tristezas e, principalmente, seus valores, auto-estima e imagem corporal. Sendo um momento importante de escuta e como tal já estará promovendo bem-estar a esse idoso.

A pessoa idosa, rica de uma longa história relacional, vai entregar ao outro um enigma, uma carga complexa de impressões acumuladas. É a impressão dominante que nos informa sobre o estado atual de sua imagem corporal. A situação da impressão põe em jogo a visão, a audição, o tato e, até mesmo, o olfato do observador. Ela permite compreender uma dinâmica que se inscreve num ensaio corporal.

A abordagem do idoso é relacional. Devemos estar atentos para observar os movimentos que nos chegam no momento do encontro. Buscamos, assim, uma leitura corporal. Não se trata só do corpo do idoso evoluindo sob o olhar do observador, mas igualmente do corpo do observador presente, que deve estar para o outro através da sua voz, seu olhar, suas atitudes, suas emoções, sua escuta e sua observação. Prestando atenção aos sinais não verbais que ele emite, o observador pode produzir um diálogo tônico de qualidade com a pessoa idosa. Sua vigilância e disponibilidade o ajudam a levar em conta as sensações, as ocorrências corporais que provocam nele a situação de troca com o idoso. Não se desligando de sua experiência imediata, o observador busca por em ação sua capacidade de simpatia pessoal. Ser agradável ao outro é uma porta aberta para uma boa relação.

Avaliação médica

As avaliações médicas são realizadas pelos respectivos profissionais das áreas necessárias (clínica geral, cardiologia, neurologia, endocrinologia, ortopedia, urologia, etc.), tendo como preocupação nos apresentar seu quadro atual de saúde, física e mental, cujos dados serão úteis para a próxima etapa.

Avaliação física e funcional

Nas avaliações físicas e funcionais deveremos colher todas as informações necessárias para que o planejamento do programa possa atender e ajudar nas dificuldades apresentadas e nas limitações individuais. Há muitos modelos e procedimentos na área da educação física. Da bibliografia consultada verificamos que, em sua maioria, todos possuem critérios seletivos de testes e medidas, objetivando verificar a capacidade física do idoso nos seus aspectos antrométicos, metabólicos e neuromotores, além de aspectos específicos da mobilidade geral e capacidade funcional. Visam também realizar uma análise de aspectos nutricionais e psicossociais que, com certeza, nos ajudam imensamente no planejamento das atividades.

Ao se inscreverem em nosso programa, procuramos, inicialmente, analisar as habilidades do idoso em realizar várias atividades da vida diária – através de questionamentos ou escutas – realizando uma classificação em relação à sua capacidade funcional (como fisicamente dependente, frágil, independente ou condicionado). Com isso, podemos encaminhá-lo para uma avaliação física específica.

Em nosso programa, a avaliação física é realizada por uma educadora física, Andréia Fernanda Castelo. Tem como objetivo avaliar o perfil da condição física geral do idoso, com intuito de orientar o programa de atividades de acordo com as características, necessidades, expectativas e potencialidades de cada um, garantindo um trabalho personalizado. São realizadas reavaliações físicas semestrais, para que o programa possa ser redimensionado de acordo com os resultados apresentados.

Nossa avaliação física consiste na realização de coleta de dados, avaliação postural, orientação nutricional e uma bateria de testes e medidas para levantamento de variáveis antropométricas, metabólicas e neuromotoras. Todos os dados são registrados em ficha específica (Anexo 3), sendo eles:

- *Coleta de dados*: Consiste nas informações pessoais e no relato dos objetivos que o indivíduo deseja alcançar com o programa, o histórico da prática de atividades físicas, os fatores de risco e possíveis restrições à prática de determinados exercícios.

- *Avaliação postural*: Objetiva detectar possíveis desvios posturais, havendo prescrição de exercícios específicos; a fim de minimizá-los.

- *Orientação nutricional*: Identificação dos hábitos alimentares e orientação para reeducação alimentar no cotidiano e em relação à prática de atividade física. Enfatizamos, nessa ocasião, a importância de uma alimentação saudável, composta 40% por carboidratos, 30% por gorduras e 30% por proteínas índice – recomendado pela atual "medicina antienvelhecimento".

- *Medição de variáveis antropométricas*: Possibilita avaliar a composição corporal do indivíduo, permitindo quantificar a porcentagem de gordura e massa magra por meio das seguintes medidas: peso, estatura, circunferências (tórax, cintura, abdômen, quadril, antebraços, braços, coxas e panturrilhas), dobras cutâneas (bíceps, tríceps, subescapular, supra-ilíaca, abdominal, coxa, panturrilha, peitoral e axilar-média).

- *Medição de variáveis metabólicas*: Visa à mensuração indireta da potência aeróbia do indivíduo, através da realização de um teste ergométrico.

- *Medição de variáveis neuromotoras*: Consiste em avaliar a flexibilidade de músculos dorsais e posteriores dos membros inferiores, assim como a força da musculatura abdominal, de membros superiores e inferiores. São feitos os seguintes testes: flexibilidade (sentar e alcançar no banco de Wells e Dillon), força abdominal (1 minuto), força de braços (flexão e extensão de cotovelo com halter – 30 segundos) e força de pernas (sentar na cadeira e levantar, sem auxílio de membros superiores – 30 segundos).

Avaliação gerontopsicomotora

A avaliação da retrogênese psicomotora precisa ser considerada não apenas para obtermos resultados em provas, por mais adaptadas que elas sejam, mas, principalmente para nos mostrar como se encontra o processo de retrogênese daquele idoso. Embora um teste possa mostrar a capacidade psicomotora de uma pessoa idosa, ele pode também produzir resultados enganosos e mostrar a sua inviabilidade. A atenção específica do observador e o ponto de vista envolvido deixam um espaço para comunicação informal – respeitam as expectativas de cada um e restitui ao idoso sua capacidade para ser e fazer.

Devido ao interesse recente da psicomotricidade na geriatria, a avaliação da retrogênese se faz necessária e deve ser acompanhada de revisão e enriquecimento dos instrumentos de avaliação e de observação, principalmente orientada segundo as ferramentas utilizadas nos testes com crianças. A nossa avaliação gerontopsicomotora foi, então, orientada e adaptada em função das necessidades e capacidades dos integrantes de nosso grupo de pesquisa, mas com várias limitações, como, por exemplo: a exigüidade de amostra, a falta da variável "sexo", a carência de estudos nessa área e a inexistência de medidas padronizadas.

Figura – 6.1

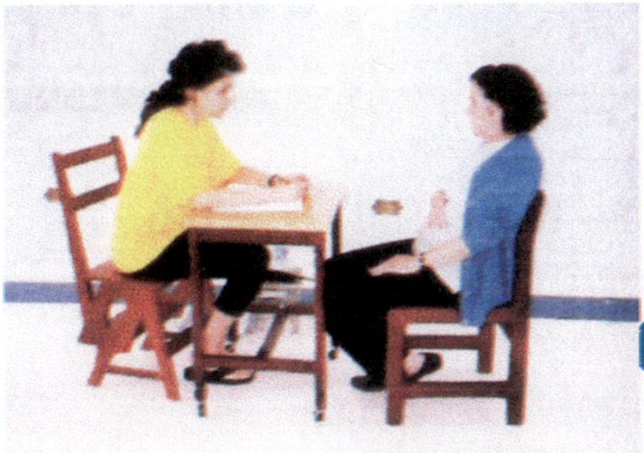

Momento de comunicação escuta.

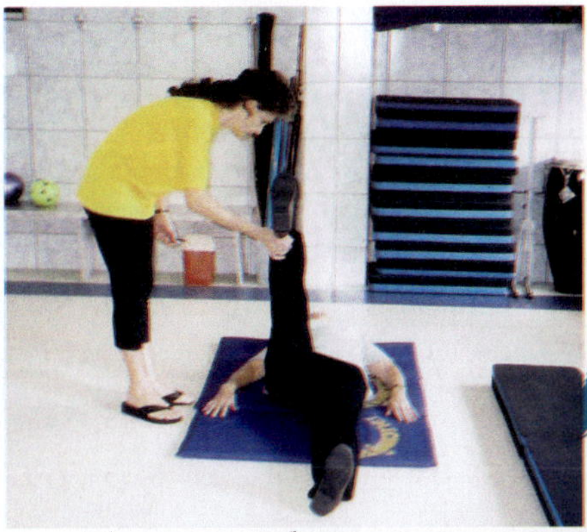

Apoio e ajuda nos testes.

Todo profissional que se propõe a intervir na geriatria deve dispor de um certo número de provas psicomotoras adaptáveis a essa população. Os testes escolhidos devem apresentar um real interesse para a compreensão global da pessoa, levar em conta sua idade, suas condições de vida e o sentido da ajuda a propor. A personalidade do profissional e seus anos de prática o levam muito freqüentemente a construir seu próprio instrumento de avaliação. O nosso, em especial, se baseia no modelo de organização psicomotora de Fonseca (1995, p.107), segundo os estudos de Luria, chamado de *Avaliação da Retrogênese Psicomotora* (Anexo 4) e a *Bateria Psicomotora* (Anexo 5), indicando o perfil do idoso, através de uma escala de pontuação própria, capaz de detectar suas necessidades especiais na elaboração de um planejamento personalizado.

A situação de teste deve oferecer ao idoso a ocasião de se engajar, não de ficar indiferente. Ele poderá manifestar sua aceitação ou não de submeter-se à avaliação. O importante é conscientizá-lo do objetivo dessa proposta: o de ajudar. Mais que o resultado do teste são as estratégias de sucesso, fracasso ou adaptação que importam. Assim, se pode observar alternativamente: tendência à submissão e à passividade, uso de sedução, impulsividade; assinalando às vezes um desejo de independência.

É importante salientar que a pessoa envelhecendo investe mais intelectualmente do que fisicamente nos exercícios solicitados. Ela não utiliza os processos de ensaio/erro comum entre as crianças, mas procura as respostas nas lembranças.

O exame psicomotor traz também informações sobre o nível de compreensão de obrigações e sobre a facilidade com que o idoso concorda com elas. A paciência e a capacidade de fixar e manter sua atenção são grandemente solicitadas.

Semestralmente, para nós, realizam-se as reavaliações das condições gerais de todos os participantes e é apresentado a cada um o relatório de seu desempenho e de suas conquistas. Após essa apresentação são realizadas reuniões gerais, com a presença de todos, como num balanço do desempenho do grupo e individual e da eficiência e eficácia do planejamento e programa de atividades realizadas. Baseado nos resultados das reuniões, são realizadas modificações e/ou alterações sugeridas e necessárias ao novo perfil dos participantes, no planejamento e programa a serem propostos para o próximo semestre. Assim procedemos, sucessivamente, a cada novo período de intervenção.

O planejamento de atividades

Diante de todos os resultados apresentados em cada avaliação realizada, muitas vezes vemos na avaliação da retrogênese psicomotora ficar registrada a redução das atividades corporais, sociais e culturais como responsável pelos baixos índices de desempenho. A pessoa idosa desenvolve um "fantasma de fragilidade", conduzindo à elaboração imaginária de um perigo. A prudência excessiva, a restrição de atividades e o confinamento no domicílio têm consequências psicomotoras. O esquema corporal fica desestruturado pela imobilidade e perda dos poucos pontos de referência cinestésicos e proprioceptivos.

O corpo é uma referência para a organização espacial, mas o corpo do idoso muda de estatuto, tornando-se objeto "quase exterior", "quase autônomo" e, às vezes, completamente desinvestido. Na Figura 1.1, no capítulo 1, vemos vários desenhos de figuras humanas, realizados por idosos, podendo observar uma enorme quantidade de informações sobre sua imagem corporal, que nos conduz a uma plena interpretação do que é a retrogênese humana. O sujeito restringe seu espaço de vida naquele corpo, diminuindo sua esfera social. O coeficiente adversativo das coisas aumenta: as distâncias são mais longas para percorrer, as escadas mais duras para subir, as letras menores para enxergar etc. O espaço do lar é o único seguro. A noção de escoamento temporal desaparece quando não se abandona os hábitos. O amanhã parece com o hoje que parece com o ontem.

Uma grande conclusão diante dos resultados apresentados é o idoso se sentir confrontado com o risco de não mais poder, despertando nele uma profunda angústia. Ele prefere, então, renunciar a tentar fazer, antes de afrontar o menor risco de não conseguir. A inércia se manifesta pela redução da atividade, pela incapacidade de fazer projetos e não realizá-los. Os sentimentos de fraqueza e falta acompanham frequentemente esta inércia. O aumento da atividade pode ser uma outra maneira de reagir, como se a pessoa ignorasse ou negasse que seu corpo não tem tantas possibilidades.

O idoso tem muito passado e pouco futuro, transformando o tempo presente no suficiente para um viver saudável. É necessário que o idoso encare o exercício diário como fator mais importante na manutenção de sua saúde. Além de melhorar sua circulação sanguínea, aumentar capacidade de respiração, força muscular e flexibilidade de suas articulações, estará mantendo as funções cardíacas e cerebrais para que a vida, apesar das mudanças, seja plena e feliz. Já os profissionais que os acompanharão deverão considerar as limitações de movimentos próprias das pessoas no seu processo natural de envelhecimento. Assim, todas as atividades devem ser planejadas e desenvolvidas sem prejuízo das características anatômicas, fisiológicas e cinesiológicas, assim como das necessidades de cada idoso.

O planejamento das atividades sugeridas utiliza de todos esses dados, muito significativos, seguindo três condutas básicas:

- *Primeira*: Propor atividades físicas que coloquem em jogo o equilíbrio, a marcha e a escuta de si. As atividades deste tipo encontram-se nos programas de caminhadas, ginástica, musculação, natação, hidroginástica e vivências corporais.

- *Segunda*: Produzir sua autonomia e livre iniciativa, explorando o seu potencial criador e aumentando sua relação pessoal. É solicitado ao idoso suas idéias e opiniões sobre as atividades a serem programadas, obedecendo, assim, os interesses e necessidades individuais – com propostas de passeios, teatro, palestras, cursos e atividades reflexivas.

- *Terceira*: Se apresenta como um recontar de sua história, promovendo oportunidades de auto-descoberta e de valorização, de suas vivências e experiências. As atividades, aqui, são as que atribuem aos idosos papéis a desempenhar – como organização de festas, reuniões e encontros – visando a expressão da pessoa em um espaço de escuta verdadeiro.

O objetivo no planejamento das atividades do programa com a terceira idade é o de retardar o envelhecimento, melhorar seu desempenho e lhe conservar o máximo de autonomia. Ao mesmo tempo, utilizamos a psicomotricidade para a ressignificação do corpo daquele sujeito, investindo nele e fazendo dele um meio de se reapropriarem da vida, saindo do sedentarismo e mudando o padrão de seus aspectos vitais (Quadro 6.1).

Quadro 6.1

Ativos	Aspectos vitais	Sedentários
Baixo	Peso	Alto
Baixa	Pressão arterial	Alta
Baixo	Pulso	Alto
Baixa	Tensão neuromuscular	Alta
Alta	Força e flexibilidade	Baixa
Alta	Capacidade respiratória	Baixa
Alta	Reserva adreno-cortical	Baixa
Baixo	Grau de fadiga	Alto
Alta	Estabilidade emocional	Baixa
Alta	Capacidade cardíaca	Baixa
Tardio	Envelhecimento	Precoce

Programa da "feliz idade"

Figura – 6.2

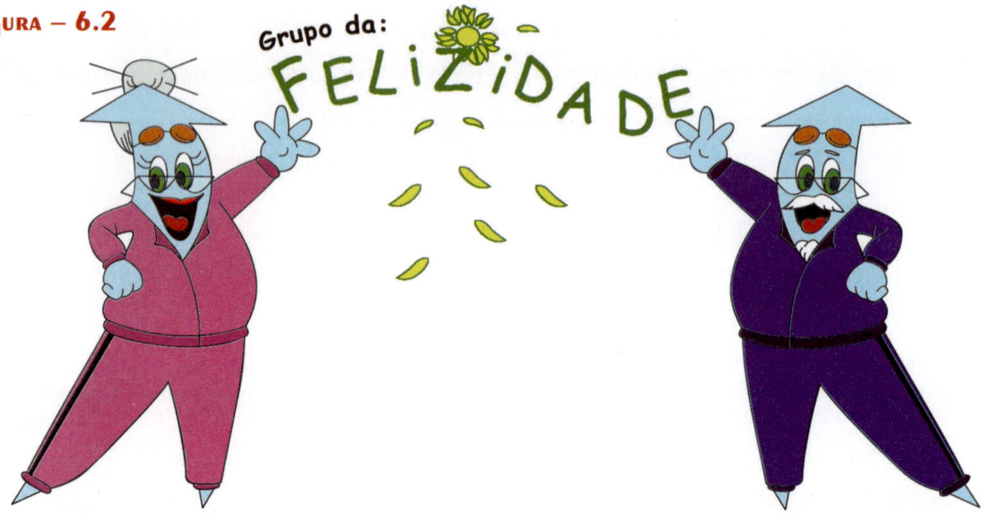

Como pudemos constatar, a realização de um programa de atividades com os idosos deve respeitar, além dos dados das avaliações realizadas – um objetivo básico preventivo da deterioração – restaurar a autonomia corporal, despertar o prazer de viver e melhorar sua qualidade de vida, transformando a terceira idade em uma feliz idade.

É importante ressaltar que atividade física pressupõe qualquer movimento corporal produzido pelos músculos esqueléticos, resultando em gasto calórico acima do basal. Ao passo que o exercício físico resulta da aptidão física característica que cada indivíduo possui ou atinge, como a potência aeróbica, *endurance* e força muscular, composição corporal e flexibilidade.

Das atividades físicas recomendadas, as aeróbias devem ser as de baixo impacto, como natação, caminhada, ciclismo, hidroginástica, remo, subida de escadas, dança, ioga e tai-chi-chuan. Em nosso programa propomos as seguintes: natação, hidroginástica, caminhada, musculação, ginástica, vivências corporais, cursos e palestras, passeios e festas.

Natação

Figura – 6.3

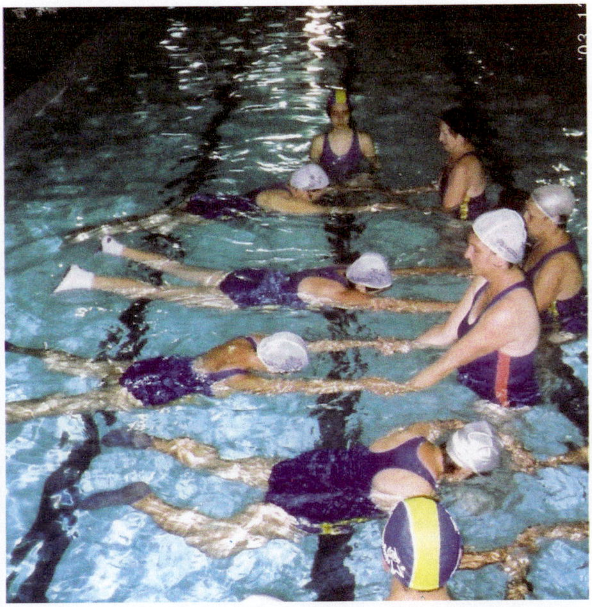

A confiança e segurança nos colegas de turma.

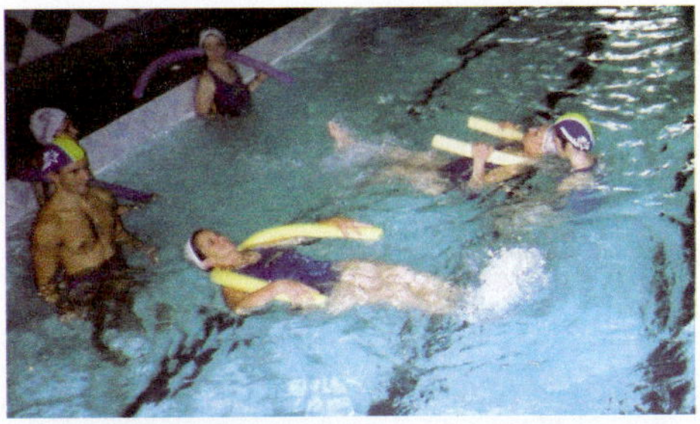

A utilização dos materiais.

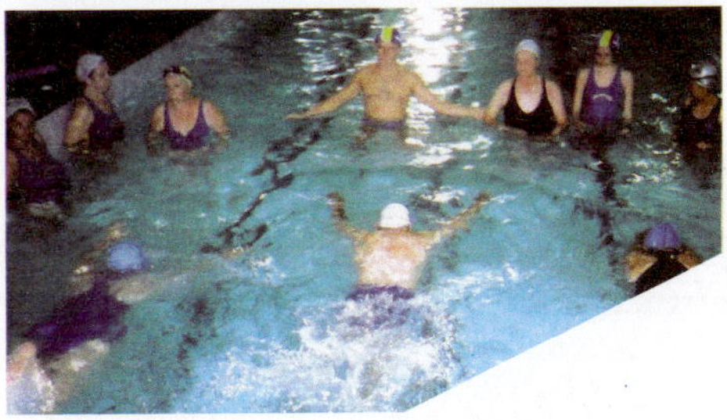

Os desempenhos e as conquistas.

Nossa escolha seletiva de atividades prioriza a utilização da água como um recurso altamente eficiente na retrogênese psicomotora. Por esta razão, metade de nosso planejamento constitui-se de natação. Não a natação pedagógica regular, realizada com principiantes do esporte, nem a competitiva para formar campeões, mas a que valoriza a "motricidade aquática", pondo em situação uma nova arquitetura psicomotora, construída na base de uma integração polissensorial diferenciada da motricidade terrestre. Procuramos disseminar a idéia de que nadar é uma expressão estética e artística também, mudando os paradigmas do culto ao corpo para o culto à saúde.

A natação é um ótimo exercício, porque atua em todos os músculos, aumenta a resistência física e trabalha os pulmões e o coração. Dentro da água o corpo fica leve e as articulações se movem com maior facilidade, os músculos podem se distender sem sofrer problemas.

Os benefícios da prática da natação não dependem apenas da técnica ou do preparo físico. Desde a simples imersão, entram em funcionamento os centros termoreguladores do hipotálamo, provocando uma aceleração da respiração e circulação e, conseqüentemente, uma maior oxigenação do sangue, da nutrição geral dos tecidos e excitação do sistema nervoso. O equilíbrio horizontal, por outro lado, desencadeia um conjunto de informações vestibulares, podendo afetar ou moldar a imagem do corpo (já deteriorada no idoso), cujas sensações proprioceptivas, labirínticas e tátil-cinestésicas se enriquecem ou se perturbam em termos dos limites do "eu" e do "não eu". A "melodia práxica", conjugada com movimentos respiratórios e espaciais, pode pôr em jogo ou pode inibir novos esquemas de ação e independência. Portanto, essa atividade na água não pode ocorrer sem que se observem condições de segurança, conforto e prazer.

Podemos, então, verificar que não estamos querendo formar atletas, mas sim executar uma reeducação tanto postural quanto motora, sem esquecermos a psique que estará totalmente envolvida no processo de (re)aprendizagem. O principal objetivo é reativar o corpo do idoso, que normalmente estará adormecido, utilizando como meio de ação a água. Como sabemos, no idoso várias áreas estão "danificadas"; sendo insensato exigir que ele saia nadando, até porque o nosso objetivo não é este. Tal atividade exige um trabalho intensivo com cada idoso, pois a característica psicomotora da aprendizagem humana é a de representar mentalmente movimentos. Assim ativaremos pela psicomotricidade, os neurônios corticais, preservando as características de um cérebro funcional.

Para sintetizar, colocamos abaixo os benefícios de ordem profilática, terapêutica, fisioterápica e estética que a natação proporciona aos idosos:

- dilatação dos vasos sangüíneos, com abertura de novos capilares;

- aumento da taxa de hemoglobina, facilitando o transporte de oxigênio para todo o organismo;

- melhoria na elasticidade do tórax, devido ao volume de ar corrente dos pulmões aumentar e ritmar-se durante a respiração;

- fortalecimento das funções cardíacas, pulmonares e digestivas;

- desenvolvimento da força e resistência muscular;

- coordenação motora, equilíbrio, agilidade e mobilidade articular;

- potência aeróbica e resistência orgânica;

- relaxamento da coluna vertebral, pelo efeito da pressão da água, melhorando postura e flexibilidade;

- redução da velocidade acumulativa de células adiposas, modificando a composição corporal.

Diante de tamanhos benefícios, conclui-se que a prática da natação contribui para o prolongamento e a melhoria da vida, através da manutenção de uma boa saúde física e mental, proporcionando ao idoso novas perspectivas de vida. Daí afirmarmos que em tal atividade as vantagens são inúmeras:

- o coração e a circulação são treinados;

- as trocas gasosas são elevadas;

- devido à pressão da água, as condições respiratórias são modificadas: a inspiração é dificultada e a expiração é facilitada;

- atuação favorável sobre o aparelho locomotor ativo e passivo; a musculatura é fortalecida e mantida elástica através do empuxo da água, facilitando as possibilidades de movimento do sistema esquelético;

- o medo generalizado de cair e machucar-se pode ser quase totalmente eliminado (às vezes, pode-se " aventurar" um pouco na água);

- a alegria e o prazer de estar na água e confiança mútua no trabalho com o colegas proporcionam relações inter-pessoais e socialização;

- estimula a aprendizagem de novas habilidades, melhorando a auto-estima e autoconfiança, desenvolvendo um pensamento positivo, novas idéias e melhor aproveitamento do tempo ocioso.

Criamos, em nosso serviço, um *Planejamento Psicomotor* (Anexo 6), específico para a aprendizagem da natação segundo a psicomotricidade. Ele é utilizado não apenas com idosos, mas também com demais alunos, independente da faixa etária.

Figura – 6.4

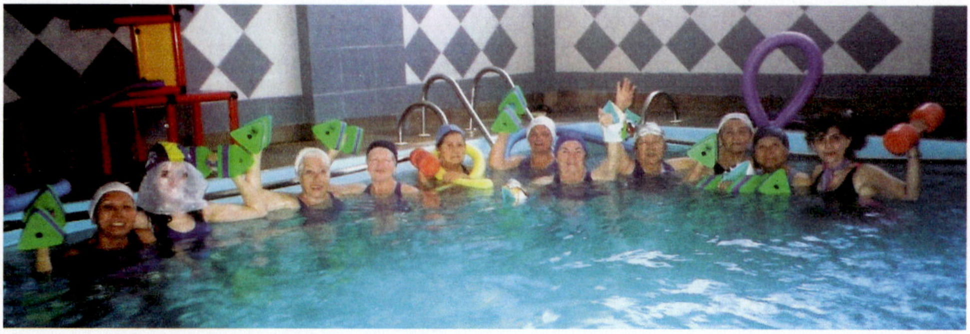

Alegria, descontração e prazer são os ingredientes desta atividade.

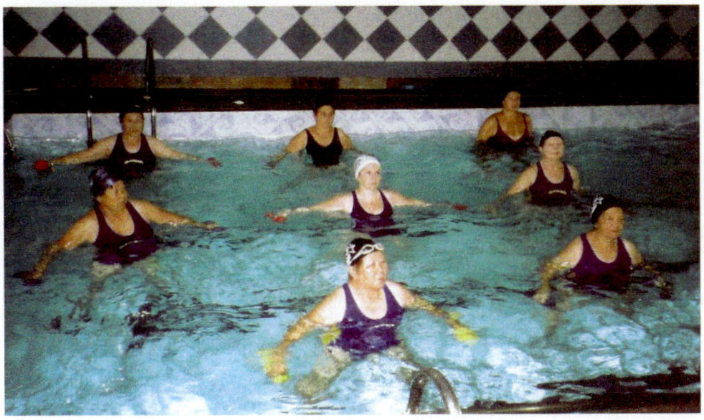

Apesar do ambiente informal que se pode criar nas atividades de hidroginástica, a postura corporal dos participantes deve ser uma preocupação constante de todo profissional, para que se possa realmente usufruir do benefício dos exercícios realizados na água.

Hidroginástica

Outra atividade bastante explorada em nosso programa. Os exercícios nela realizados consideram os efeitos fisiológicos da água aquecida, já mencionados, proporcionando um aumento da circulação sanguínea e da sensibilidade neuro-sensorial que, juntamente com a diminuição dos efeitos da gravidade pela água, proporcionam uma melhora do tônus muscular, levando a uma adequada mobilidade. É uma atividade divertida, gostosa e refrescante, em que utilizamos a música como recurso motivador e incentivador do movimento. É apropriada para pessoas fora de forma, com alguma incapacidade física, ou simplesmente desejosas de enrijecer alguma área do corpo; pois a água deixa o corpo leve e flutuante, o que amplia a capacidade de movimentação. Outra vantagem é a improbabilidade dos músculos e articulações ficarem doloridos após as primeiras aulas.

As vantagens da hidroginástica são grandes. Uma delas é a diminuição dos riscos de um problema muscular, pois os exercícios realizados na água dificultam o desenvolvimento de movimentos bruscos.

Aos que não são muito afeiçoados à natação, a hidroginástica constitui um excelente subsídio para adquirirem maior mobilidade articulatória, força e domínio do meio líquido, proporcionando, com certeza, um bom condicionamento físico. Ela é indicada para pessoas com limitações da mobilidade articulatória, com dificuldade em sustentar o peso corporal, para reabilitação de lesões, com doença renal ou hepática, com dor lombar e osteoporose.

As aulas devem ser motivantes, animadas, diversificadas, organizadas em aquecimento (com caminhadas e corridas na água, alongamentos e exercícios articulatórios), exercícios aeróbios (estimulando a oxigenação sanguínea; trabalho cardiorrespiratório; aumento da resistência muscular, com saltitamentos e deslocamentos, corridas e exercícios de braços e pernas) e exercícios localizados, visando a força, a flexibilidade e a resistência.

Atualmente, há uma infinidade de acessórios especialmente voltados às aulas de hidroginástica, como halteres, luvas, flutuadores, tornozeleiras, plataformas, mesas etc., colaborando na dosagem de carga para os exercícios e promovendo mais diversidade nas propostas de exercícios. A parte, os ritmos das músicas utilizadas podem ser os mais variados possíveis, fazendo de cada aula um momento especial, ligado à situação, à época do ano, ao tema da semana etc.

Figura – 6.5

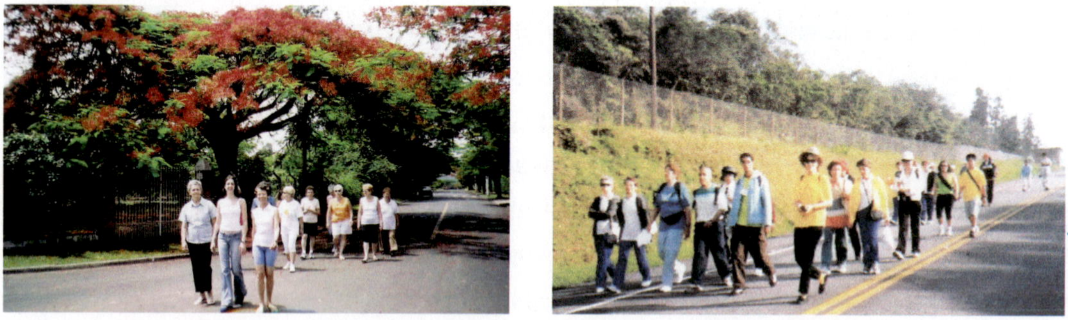

Manter sempre atenção ao calçado utilizado e à freqüência cardíaca.

Caminhada

É um excelente exercício do ponto de vista fisiológico, porque oferece muitas vantagens sobre as demais atividades, em especial, por ser uma atividade de baixo impacto e muito variável. Pode-se andar só ou em companhia de alguém. Caminha-se devagar ou depressa. Pode-se parar sempre que desejado. Não requer nenhuma capacidade específica. Não há necessidade de se pertencer a alguma equipe ou associação. Pode-se fazê-la tanto no verão como no inverno; em ruas, jardins, parques, quintais ou esteiras. No caso de haver algum problema no aparelho locomotor pode-se até mesmo usar uma bengala. O importante é movimentar-se em bipedia – postura ontogenética que nos coloca frente a conquista do mundo e da vida.

Musculação

Figura – 6.6

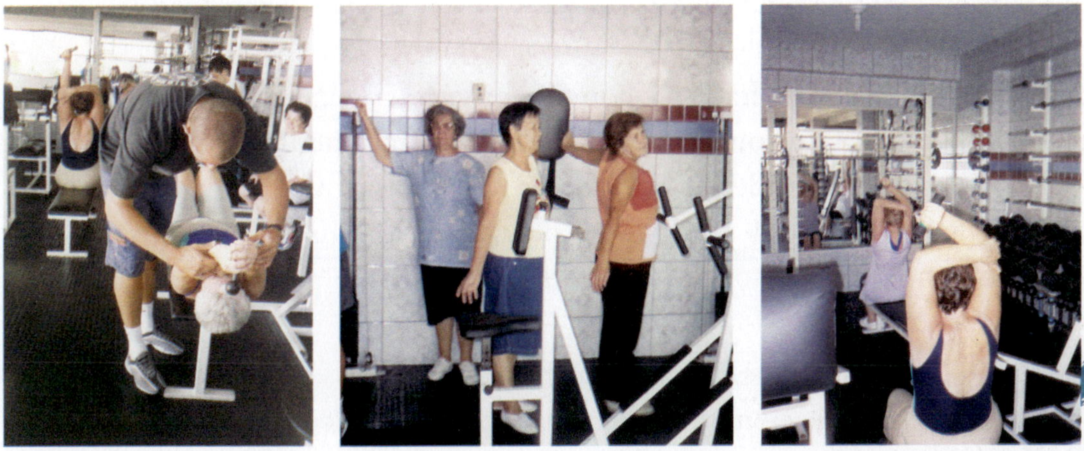

Orientações nas posturas, esclarecimentos sobre os efeitos do exercício e ajuda quando necessário. Alongamentos e posturas corretas formam a base sólida dos exercícios eficientes.

Em nossa equipe, esta atividade é coordenada pelo educador físico – Maurício de Assis Aquino – e sua equipe de instrutores. Ele e a educadora física Andréia Fernanda Castello (profissionais atuantes do programa) nos colocam a importância de tal atividade com os idosos:

Até meados da década de 1990, preponderava o conceito de que a musculação estava ligada, quase exclusivamente, à execução de exercícios com sobrecarga excessiva. Esta visão restringiu a prática de musculação a uma pequena parcela populacional, que visava ao aumento expressivo de massa muscular (fisiculturismo). A própria área médica sempre mostrou forte resistência na indicação da atividade aos idosos, em decorrência da escassez de profissionais capacitados para a elaboração de programa específico e orientação aos praticantes. Havia, também, a preocupação com o risco de lesões e a falta de pesquisas científicas comprovando os reais benefícios advindos da prática de exercícios resistidos.

A recomendação mais importante, durante o treinamento com peso, é evitar a manobra de Valsalva, realizando inspiração na primeira fase do movimento e expiração na segunda fase. Assim, minimiza-se o aumento da pressão arterial, podendo inclusive, ser até menor do que nas atividades aeróbicas, quando as técnicas respiratórias são utilizadas.

Nessa atividade, há de se considerar vários aspectos, como a aprendizagem, a técnica respiratória (como descrevemos acima), as realizações em duplas, a amplitude articular, a postura corporal e o automonitoramento, assim como os cuidados especiais aos sinais, dores musculares tardias, qualidade de sono, característica do grupo, sintomas, horários e hábitos alimentares.

Hoje, embasados em grande número de pesquisas científicas, os profissionais da área de ciências biológicas e da saúde chegaram a um consenso de que a continuada prática da musculação aliada ao trabalho aeróbio é recomendada para indivíduos de ambos os sexos, em diferentes faixas etárias (adolescentes, adultos e idosos), com as mais diversas necessidades e expectativas (redução no percentual de gordura, aumento de massa muscular, reeducação postural e reabilitação, entre outros).

No nosso grupo de terceira idade, pudemos constatar que em relação aos sedentários, os indivíduos que mantêm as atividades físicas citadas acima regularmente apresentam:

- maior capacidade funcional pulmonar, com índices mais altos de consumo de oxigênio;

- maior volume de ejeção do coração (aumento no volume e capacidade de contração ventricular), com pressões arteriais sistólica e diastólica mais controladas;

- menor tempo de reação (realização de tarefas simples e complexas em menor tempo);

- maior amplitude e estabilidade articular, reduzindo a incidência de lesões ortopédicas;

- diminuição no percentual de gordura e dores articulares;

- diminuição da taxa metabólica;

- aumento na densidade mineral óssea;

- melhora na composição corporal, utilização da glicose e trânsito intestinal;

- aumento de massa muscular e incrementos nos percentuais de força e resistência;

- alívio da depressão e melhoria da autoconfiança;

- melhoria na qualidade do sono, e conseqüente disposição para realização das atividades cotidianas;

- estado de humor revigorado pela mudança de ambiente e pelo contato com pessoas;

- incorporação de hábitos alimentares saudáveis e repouso, promovendo redução de tabaco, álcool e gorduras.

Estudos comprovam que 75% da qualidade de vida na velhice está totalmente relacionada ao estilo individual de vida, e só 25% recebe influência de fatores genéticos. Portanto, na vida não devemos ser atores coadjuvantes ou meros espectadores, mas, sim, atores principais. Cada pessoa é responsável por trilhar os caminhos que conduzirão à conquista do maior bem que se pode possuir: a saúde.

Ginástica

O objetivo maior nesta atividade é possibilitar ao idoso uma atividade física aeróbica e anaeróbica, com exercícios respiratórios, localizados, de alongamento, flexão e relaxamento.

Figura – 6.7

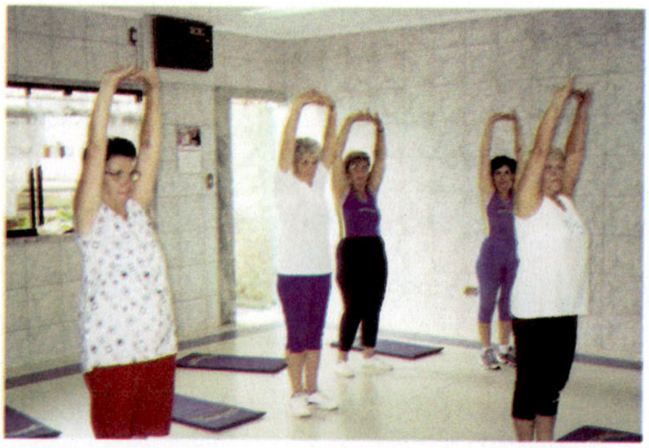

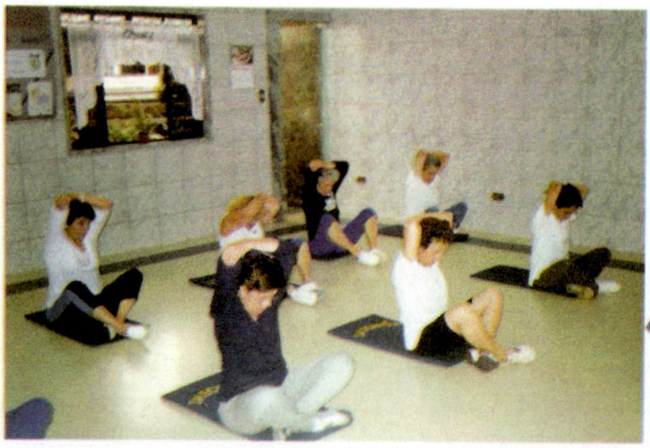

Consciência respiratória, alongamentos e flexões são propostas constantes.

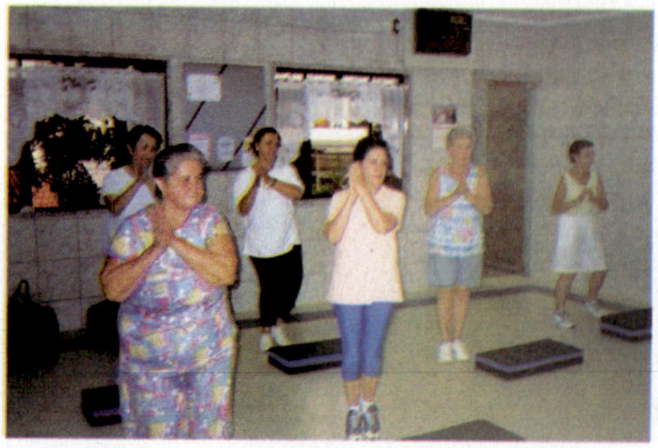

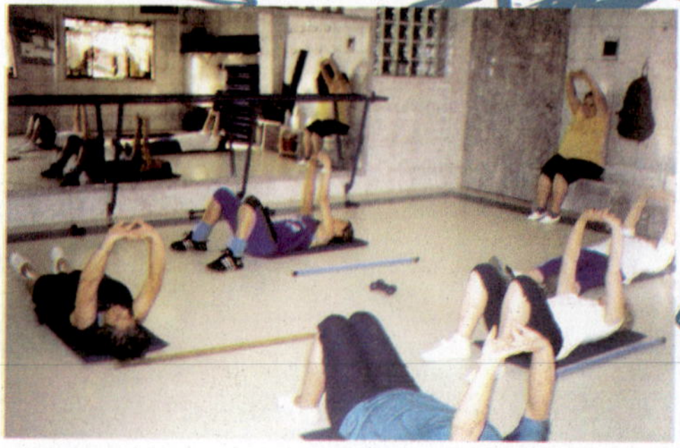

Ritmo, coordenação dinâmica global e relaxamento completam as propostas.

O retardamento dos processos metabólicos, a diminuição do intervalo entre o pulso de repouso e o máximo, o aumento da pressão sanguínea, a diminuição da capacidade pulmonar; tudo são sintomas de envelhecimento. Podem ser amenizados com uma ginástica bem orientada, evitando-se todos os exercícios de força máxima, exercícios estafantes, interrupções bruscas, movimentos bruscos de rotação e circundução, trocas de ritmo muito rápidas, movimentos explosivos e atividades competitivas.

Os exercícios de ginástica deverão ter sua ênfase nas atividades de vida diária, por exemplo: de membros superiores (atividades domésticas, carregar sacolas, andar de ônibus etc.) e membros inferiores (atividades locomotoras como: subir escadas, atravessar a rua etc.). Mas, dependendo do perfil do idoso, pode-se explorar os exercícios aeróbicos e todos os demais que, por ventura, tragam benefícios, respeitadas as características individuais.

Vivências corporais

As relações corporais entre os idosos sofrem uma série de barreiras, estabelecidas pelos valores em sua formação, pelas dificuldades motoras e funcionais, pela inibição e baixa-estima e até mesmo pela falta de sociabilidade no grupo. São oportunidades em que a psicomotricidade se faz presente em tempo integral. Cabe ao profissional incentivar a participação espontânea através de diversos materiais (jornais, revistas, bolas, aros, fotos, desenhos, sucatas etc.) e de propostas motivadoras, interessantes e até mesmo lúdicas.

Figura – 6.8

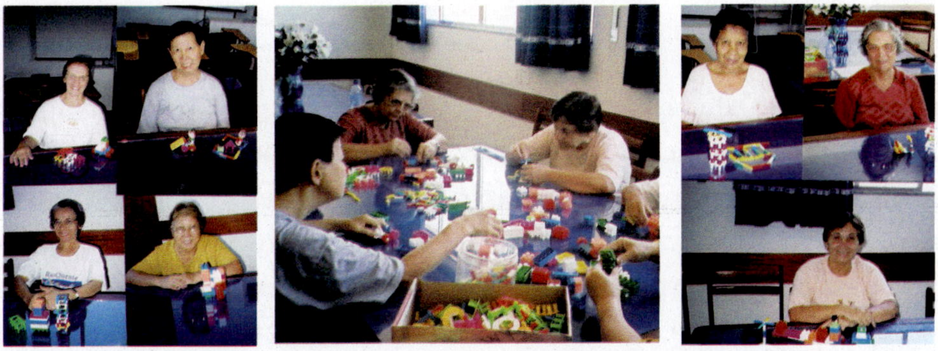

Numa proposta informal de "Lego" a exploração da imaginação e criatividade fazem os corpos se "expandirem", mudarem suas expressões e interações pessoais e sociais.

O idoso poderá encontrar, nas *brincadeiras* e nos *jogos*, uma ferramenta de vida, comunicação e relacionamento. O homem nunca perde o desejo de brincar. Verifica-se que a maturidade faz diminuir as possibilidades de tempo para brincar. Portanto, o desejo diminui, mas, felizmente, nunca desaparece. A atividade físico-recreativa é identificada constantemente como uma das intervenções de saúde mais significativas na vida dos idosos. Dentre os benefícios imediatos, pode-se citar: maiores níveis de eficácia, controle interno, melhoria na qualidade do sono e relaxamento muscular. Do ponto de vista psicológico, a recreação tem um sentimento de ganho e satisfação de vida, redução da tensão, melhora na auto-imagem e auto-estima e estados de ânimo positivos, contribuindo, também, a uma maior liberdade de movimentos.

Figura – 6.9

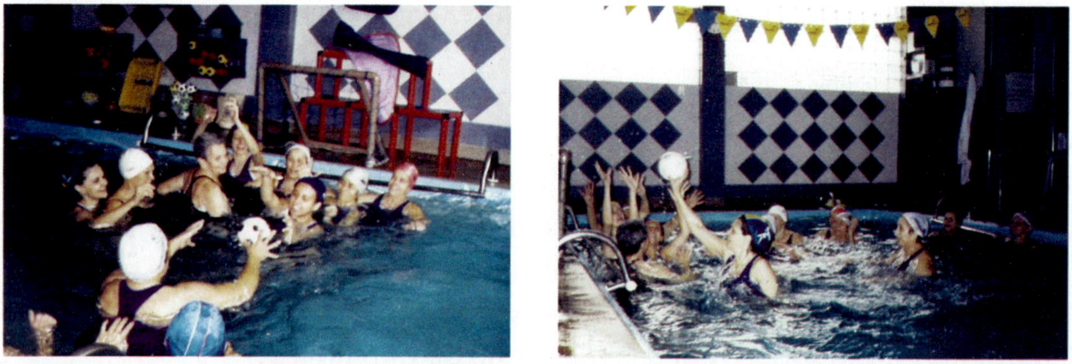

Alegria, entusiasmo, união, parceria, companheirismo, disputa saudável, fora o intenso trabalho corporal.

Integrando o rol de propostas de vivências corporais, podemos colocar a *automassagem*, por meio de técnicas de massagem oriental das mais diferentes linhas de trabalho, como, por exemplo, o *Do-In* (Anexo 7). Nesta vivência, o idoso desenvolverá sua sensibilidade por meio do toque (ou autotoque) no rosto, percorrendo o corpo até os pés – preferencialmente com os olhos fechados, evitando entraves e constrangimentos. Tal experiência promove calma, consciência corporal, auto-percepção e conforto aos praticantes.

Figura – 6.10

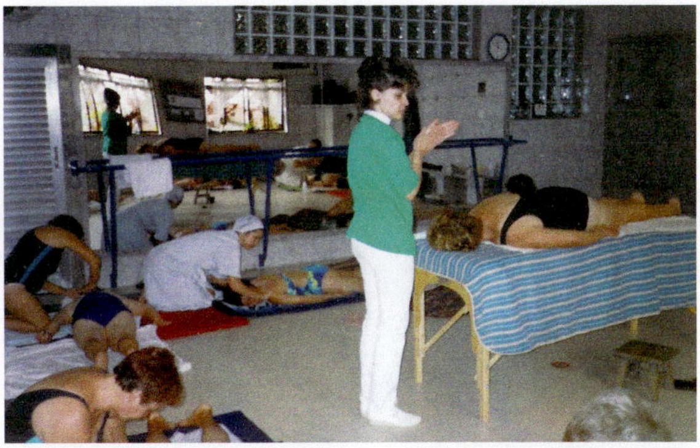

É através do toque que nos sentimos "vivos".

É preciso, também, colocarmos a excelente receptividade dos grupo às *artes marciais* – no nosso caso – a Capoeira e o Equi-Do (uma arte marcial brasileira). Apesar de dificuldades em relação ao ritmo e à agilidade, todos participam com muito interesse e atenção.

Figura – 6.11

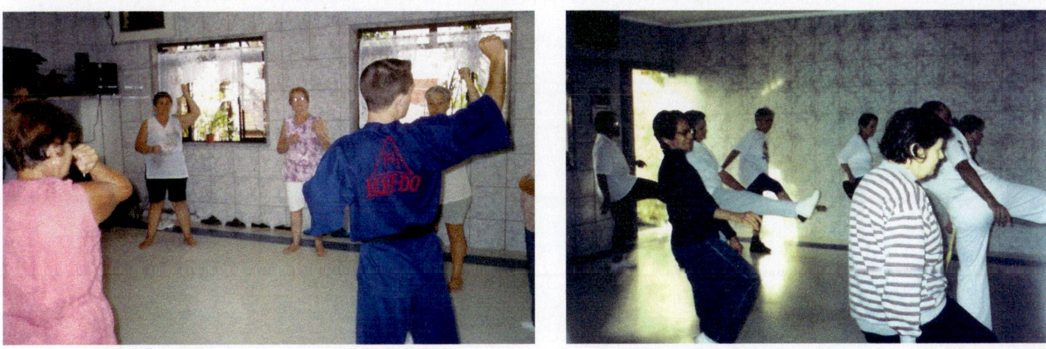

Equi-Do: concentração e equilíbrio.

Capoeira: ritmo e ginga brasileira.

Outras estratégias para as vivências corporais são o *teatro* e a *dança*, oferecendo, também, um contato mais íntimo com a arte. Já o teatro objetiva o trabalho de voz, respiração, desinibição, expressão corporal, atenção e memória, através de informações, textos e dinâmicas. A dança resgata a expressividade natural, desperta a sensibilidade, promove a socialização, a imaginação e a criatividade.

Figura – 6.12

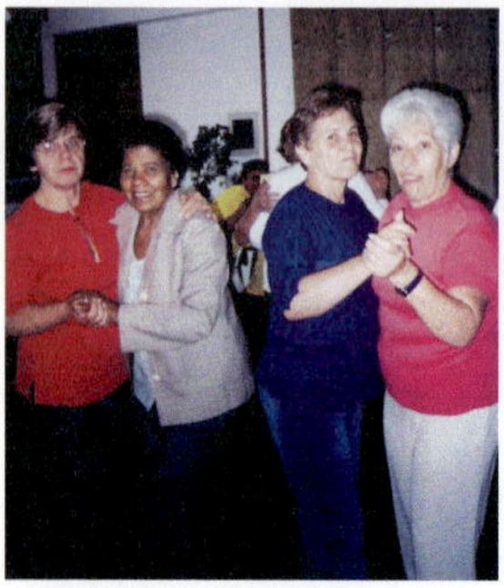

Descontração.

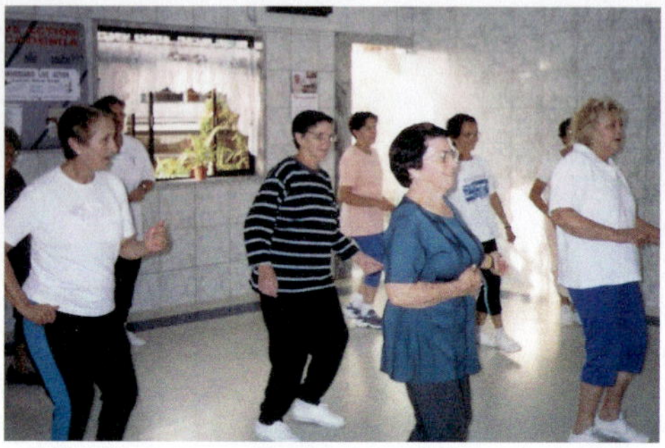

Ritmo.

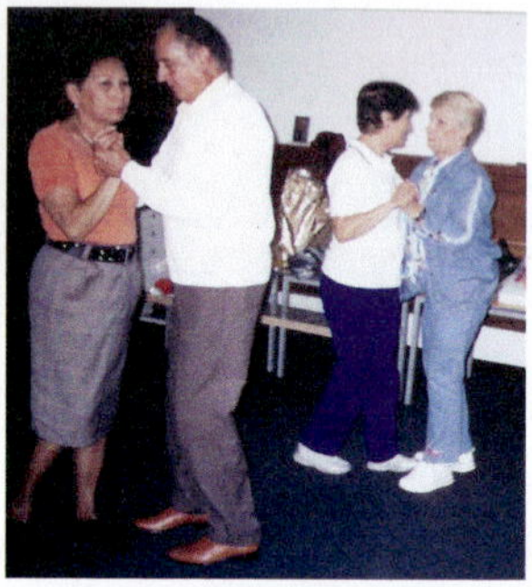

Leveza.

A *arteterapia*, a *cantoterapia* e a *musicoterapia* são nossas aliadas no enriquecimento de tais atividades. São inúmeras as situações possíveis para o artesanato, a pintura, o desenho, a modelagem e o canto como estratégias sublimes de intervenção com os idosos – que ficam surpresos com sua produtividade e elevam sua auto-estima de maneira quase automática ao finalizarem suas atividades.

Figura – 6.13

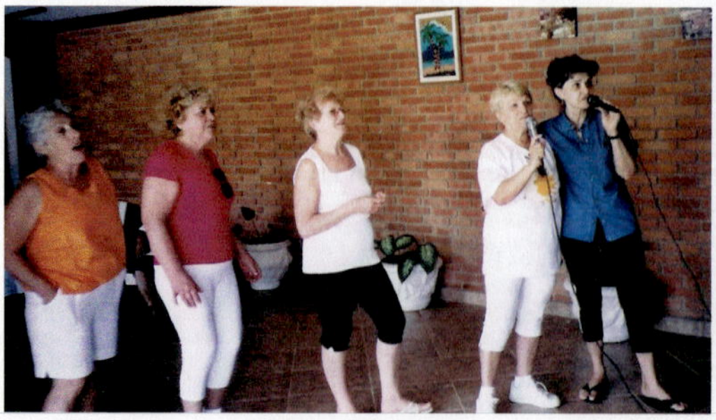

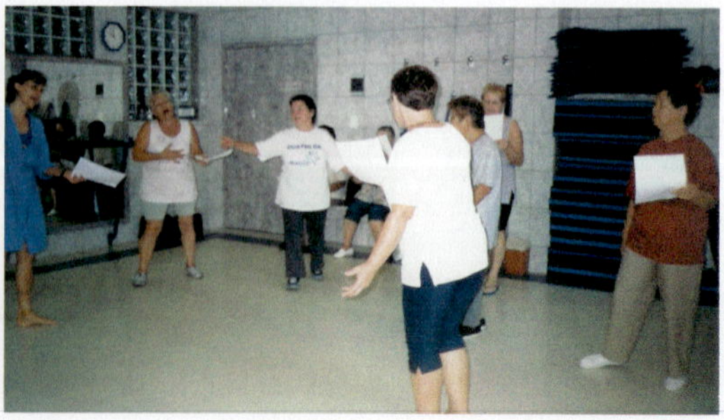

Emoção, sensibilidade e expressão corporal.

Figura – 6.14

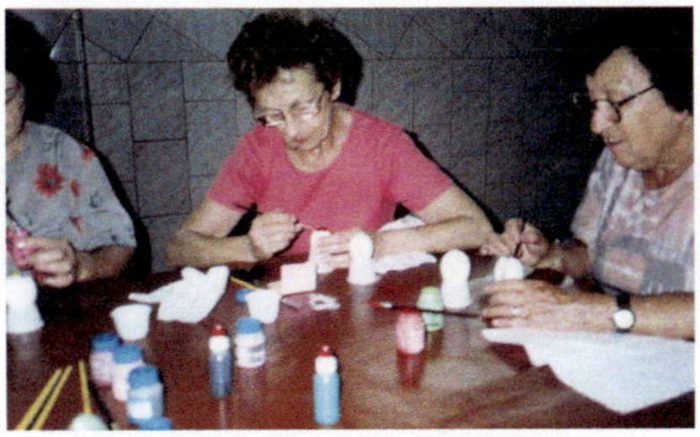

Artesanato: Exercícios refinados e criatividade; produtividade e realização pessoal.

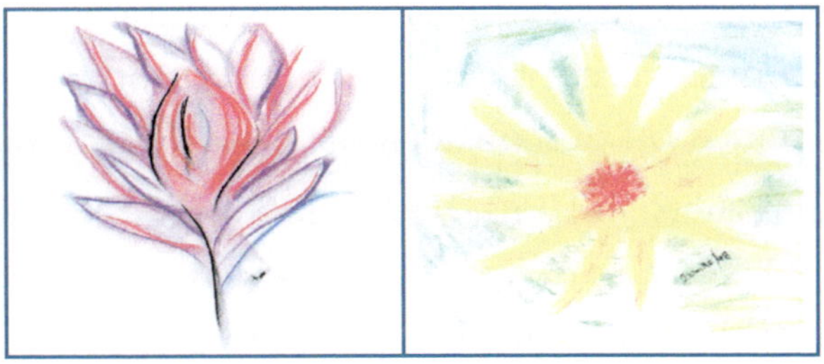

Através da arte, aqui a pintura, é possível expressarmos nossos mais profundos desejos e sentimentos.

Não menos interessante, porém mais comuns, são as propostas de *arteculinária* e tapeçaria, assuntos femininos, mas que atualmente têm recebido adeptos no sexo masculino.

Figura – 6.15

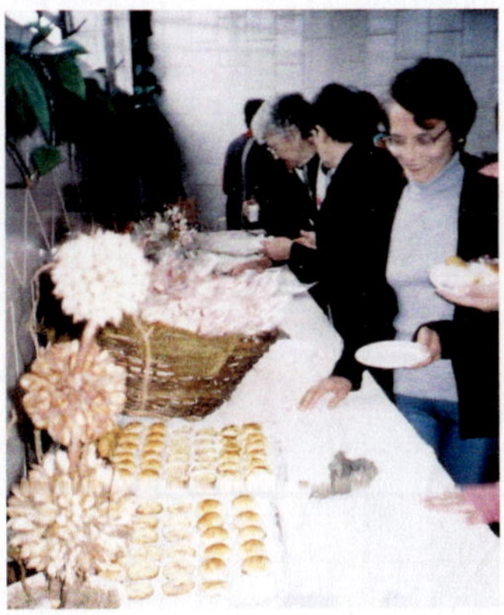

Alimentar-se também é arte através dos sentidos: cor, forma, cheiro, sabor e prazer.

A cada proposta relatada, devemos estar sempre preparados para realizar um bom encerramento da atividade, podendo ser através da leitura de um texto – cujo conteúdo fale um pouco sobre o tema proposto – ou de um fórum de discussão a respeito do resultado da atividade em cada participante. No nosso caso, frequentemente utilizamos textos de diferentes autores, conhecidos ou desconhecidos, possibilitando a reflexão, o pensamento elaborativo e a *ginástica cerebral* que a leitura promove a todos (Anexo 8).

O conceito de ginástica cerebral foi desenvolvido, nos Estados Unidos, pelo Dr. Paul E. Dennison, PhD. em educação pela Universidade da Califórnia e Gail E. Dennison, da Educational Kinesiology Foundation, a partir de 1960. Consiste um método científico, composto por atividades físicas que preparam o cérebro e todo o sistema nervoso do praticante para um desempenho desejável em todas as suas tarefas do dia-a-dia. Há, também, algumas condutas que potencializam a memória e aumentam a agilidade mental dos idosos e dos adultos, afirmando ser a "quebra" das rotinas um mecanismo da Neuróbica, criada pelos cientistas Lawrence Katz e Manning Rubin. É uma das formas mais eficazes de estimular os nossos neurônios.

Como exemplo podemos citar os seguintes exercícios:

Figura – 6.16

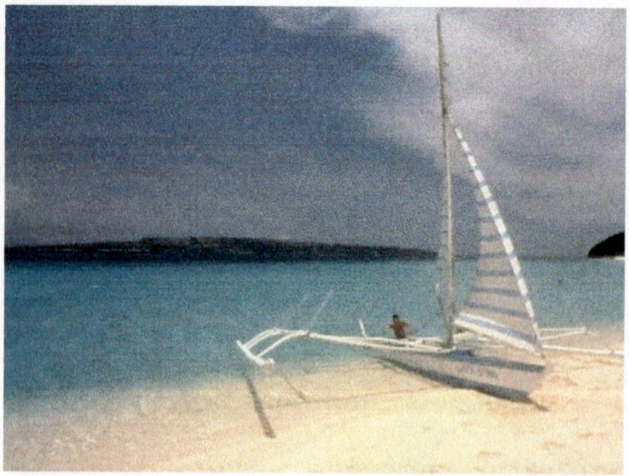

Olhe para a imagem acima por alguns instantes. Pare de olhar e descreva todos os elementos da foto que vêm à memória. Repita o exercício, tentando se lembrar dos detalhes.

SABÃO EM PÓ, MACARRÃO, PANO DE CHÃO, VASSOURA, TOMATE, DETERGENTE, REPOLHO, XAMPU, CHÁ, LARANJA, TIRA-MANCHAS, LIXEIRA, PÃO, IOGURTE, PÊSSEGO EM CALDA, AGRIÃO, SABONETE, ÓLEO DE SOJA, LIMPA-VIDRO, FRANGO ASSADO, MAÇÃ, QUEIJO PRATO, ABRIDOR DE LATA, FARINHA DE TRIGO, LEITE EM PÓ, AVEIA, ALHO, CAFÉ, AMACIANTE.

Olhe para a lista acima por alguns instantes. Pare de olhar e tente se lembrar do maior número possível de itens. Agora olhe de novo e tente agrupar os produtos em categorias. Repare como a organização facilita a memória.

Cursos e palestras

Podemos transformar o programa de atividades com os idosos numa verdadeira "universidade de vida", haja vista o fato deles serem sedentos de conhecimentos, apesar de suas experiências pessoais. Aqueles que nos procuram, para ingressar em programas como o proposto neste livro, demonstram-se receptivos às novidades, à ampliação de seus horizontes e às suas perspectivas de saber.

Portanto, os cursos devem conter temas de interesse comum ao grupo, e palestras com profissionais da saúde sobre as alterações fisiológicas decorrentes do envelhecimento, importância da atividade física, efeitos do treinamento no organismo, recomendações gerais sobre repouso, sono, vestimenta, alimentação, e doenças – atrativos constantes entre os idosos.

Figura – 6.17

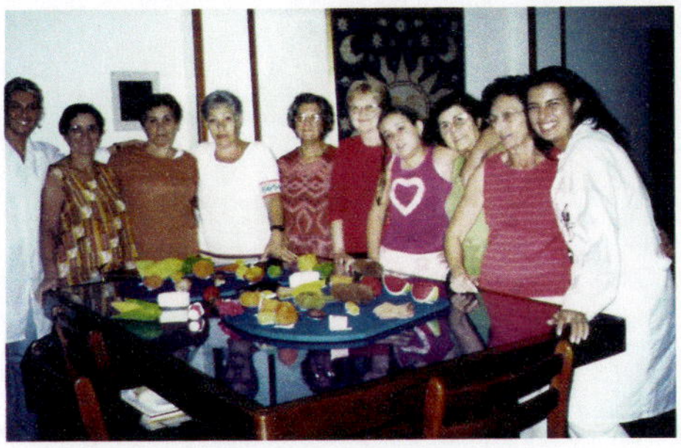

Palestra sobre nutrição.

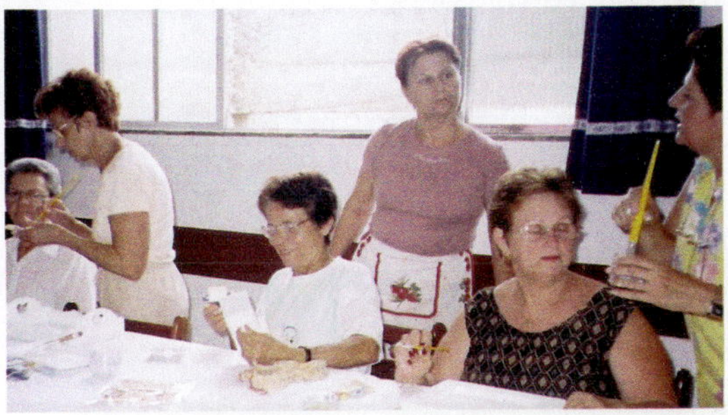

Curso de artesanato.

Passeios e festas

Não há interesse maior entre os idosos que passeios e festas. A proposta de passeios é sempre colocada ao grupo que escolhe o local por votação. A organização geral é supervisionada por nós, propiciando-lhes a possibilidade de livre iniciativa, liderança, organização e responsabilidade entre si. Normalmente, após os passeios, fazemos uma discussão sobre eles, analisando como foi, o que trouxe de bom, próximos roteiros, expectativas etc.

Qualquer acontecimento, comemoração ou novidade pode ser motivo de festa para o idoso saudável. Em nossa experiência pessoal, todas as datas especiais são oportunidades criadas pelo grupo para comemorarem e festejarem. Um concurso de fantasias no carnaval, um café da manhã para as mães, uma feijoada aos pais, um jantar oriental, uma pizzada com bingo, a festa junina e suas danças típicas, o baile das bruxas, um passeio com as crianças especiais, uma ceia de natal, um *day camp* numa chácara. Motivos não faltam para que tudo termine em alegria e descontração.

Figura – 6.18

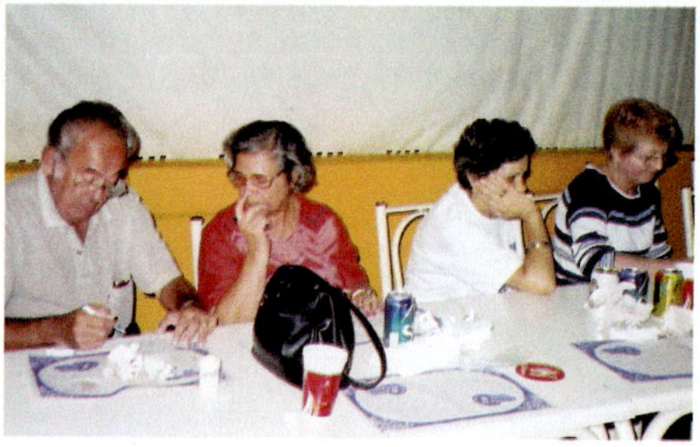

Pizzada com bingo.

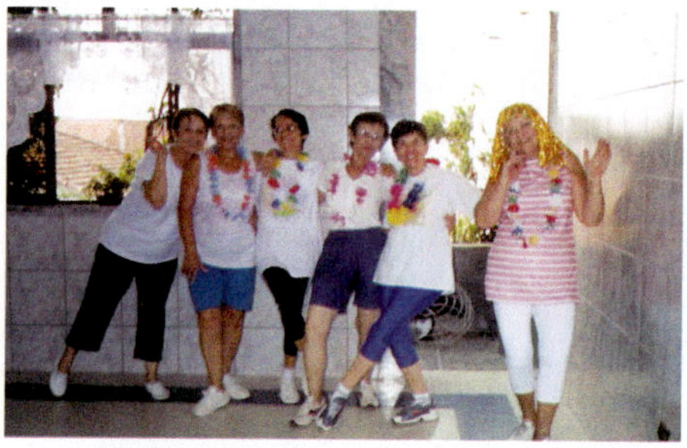

Baile de carnaval.

Figura – 6.19

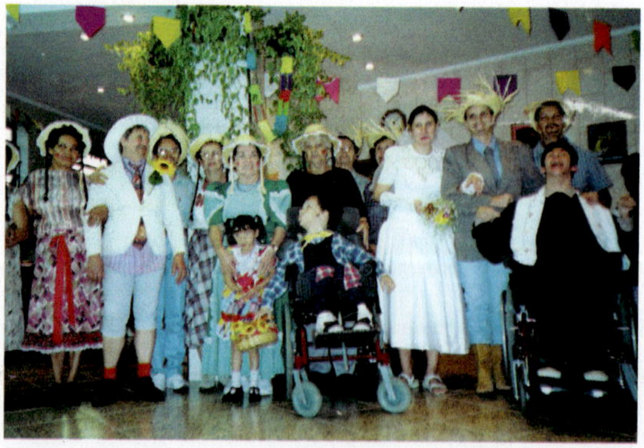

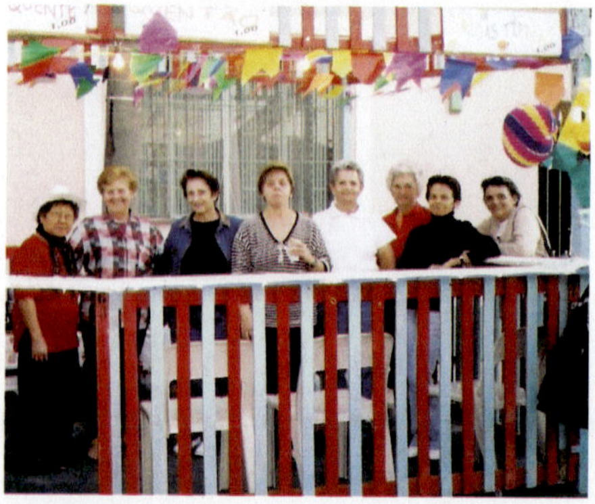

Quadrilha – idosos, crianças e adolescentes especiais, numa animada festa junina.

Figura – 6.20

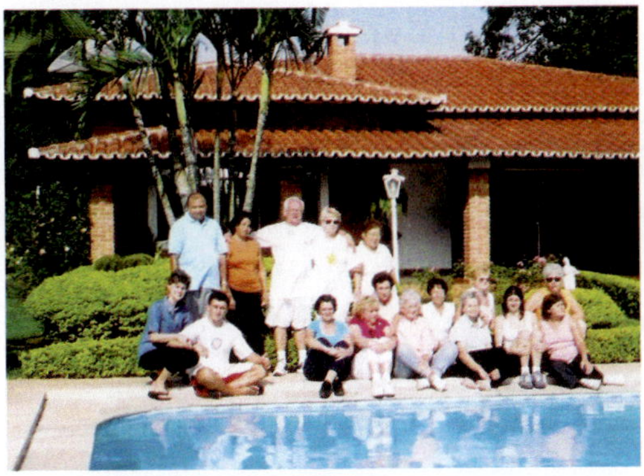

Visita à chácara de colegas.

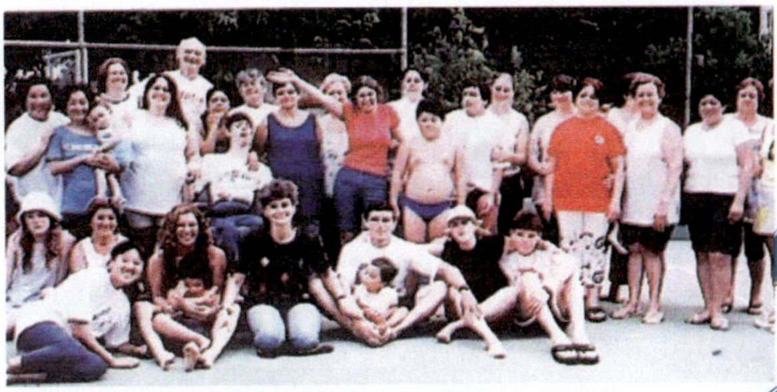

Day Camp com amigos e família.

Tudo sem contar com os aniversários dos componentes do grupo e da equipe e com as ações sociais que promovemos em creches e asilos:

Figura – 6.21

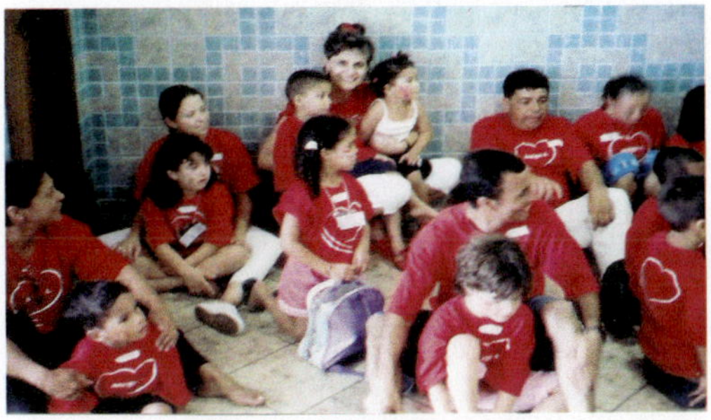

Apadrinhando crianças do Lar Amor Cristão.

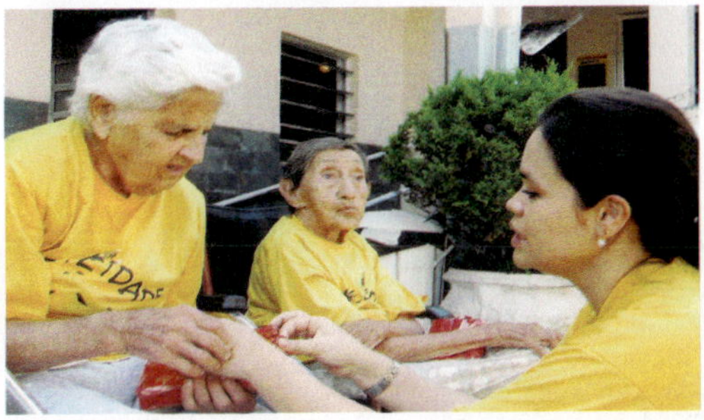

Um dia especial no "Asilo Irmã Teresa".

Em nosso programa são os idosos, sempre, os primeiros a se oferecerem para preparar, montar, ajudar, divulgar e até mesmo incentivar os demais nessas empreitadas.

Cuidados especiais na programação das atividades

No trabalho com idosos é muito importante a adequação dos fatores que intervirão na satisfação do indivíduo. Condições físicas, como temperatura da água e do ambiente, profundidade da piscina, condições de asseio, personalidade do grupo, são alguns dos fatores imprescindíveis para a evolução do prazer, fornecendo um clima psicológico de segurança e motivação. Também é indispensável o conhecimento de fisiologia, pedagogia, patologia, psicologia e higiene para quem lida com os idosos.

A criação de horários especiais para cada atividade é indispensável, considerando a insegurança, a sensibilidade, o ritmo e o aspecto psicológico dos idosos, que temem se expor ao ridículo e se preocupam em dissimular a obesidade, as deficiências motoras e cardíacas.

Figura – 6.22

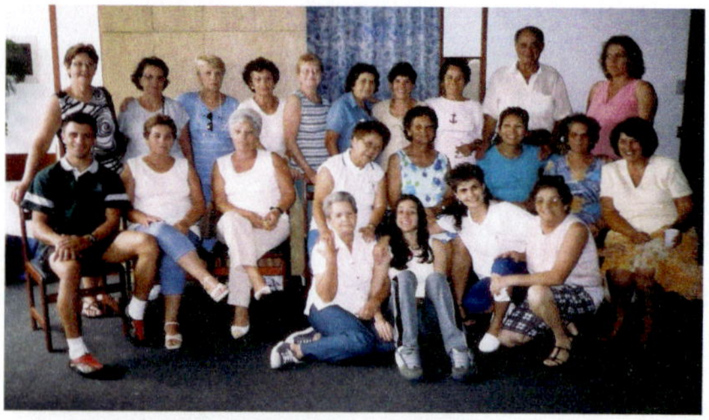

Jovialidade e Alegria.

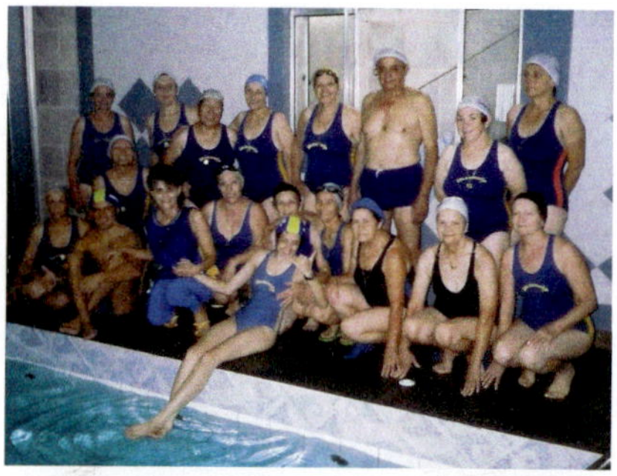

Amizade, União e Integração.

Figura – 6.23

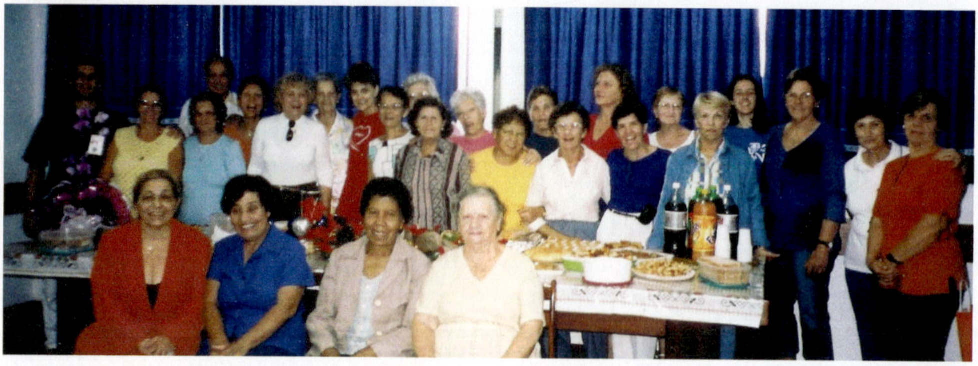

Confraternização dos grupos.

Os grupos devem ser pequenos, para poder-se atendê-los da forma mais individualizada possível. O atendimento individual é tão importante quanto a integração do grupo. Um grupo misto é o ideal, favorecendo o entrosamento das pessoas, dando um aspecto social e solidário e facilitando a integração dos mais isolados.

O objetivo das atividades deve ser recreativo, não competitivo, favorecendo a autonomia, a liberdade de escolha, expressão e experimentação. Já sabemos que o idoso é um marginalizado social, aquele que já não serve, aquele para os quais os avisos comerciais não são dirigidos – por não verem nele um mercado de consumo. Compete a nós trazê-lo de volta à sociedade, não precisando ser escondido ou negado e sim compreendido, respeitado e valorizado.

Nossa missão é ajudar o idoso a ser nosso mestre novamente e restaurar a comunicação interrompida entre as gerações, promovendo atividades que lhes tragam saúde, bem-estar, alegria, prazer. Onde eles apareçam como cidadãos, que fazem parte deste planeta. Resgatar tais valores também nos levará a um contato íntimo com o nosso próprio processo de vida e nos fará... aprender a envelhecer.

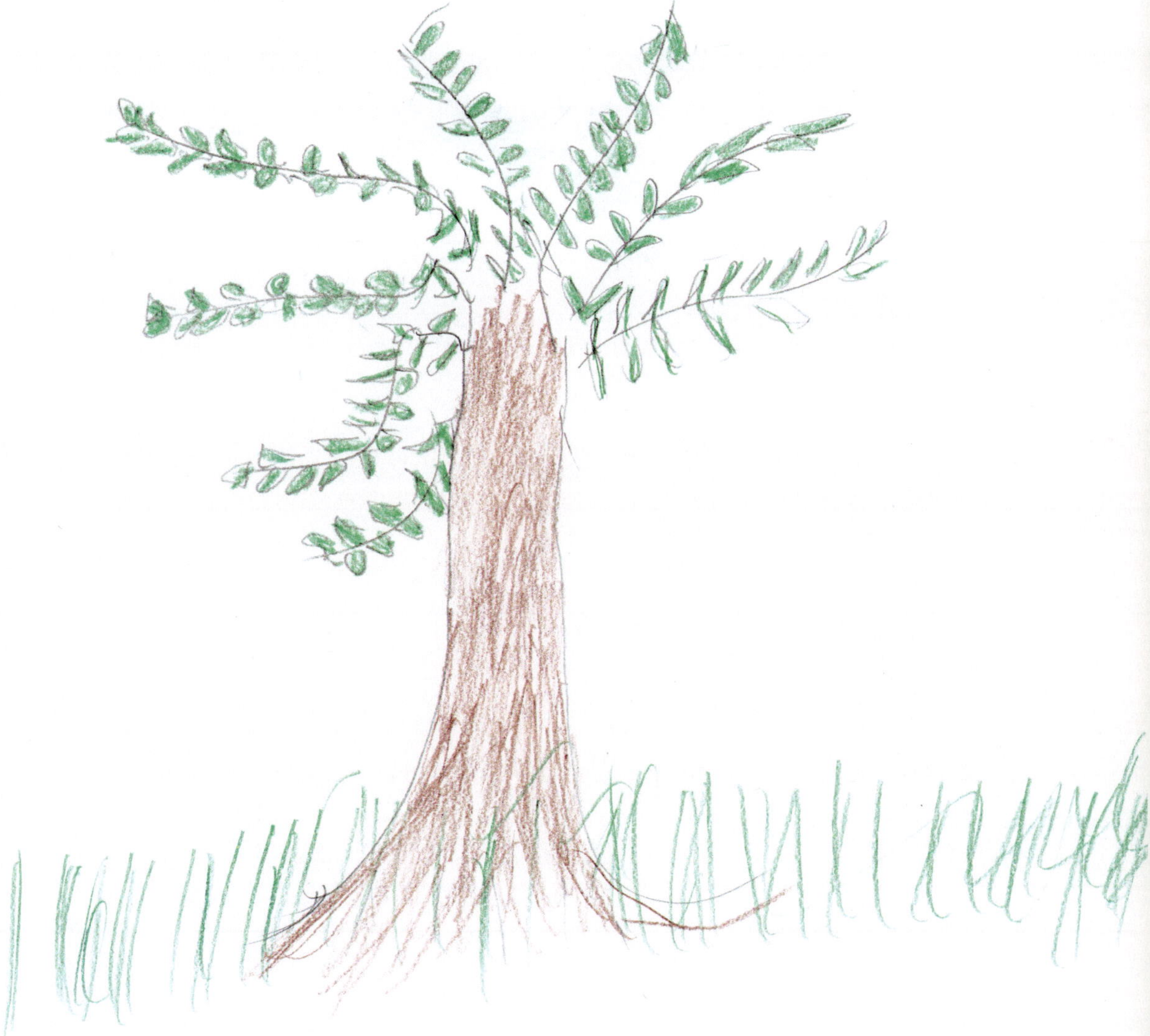

"A verdadeira fonte de juventude está no crescimento, que pode ser conquistado em qualquer idade. Parecer mais velho é muito mais atraente que ser imaturo."

7 Orientações para um envelhecimento saudável

- Faça com que cada dia seja único e especial e não mais um na contagem dos anos.

- Pratique o bom humor. Não deixe de sorrir diante do bom e do ruim, do bem e do mal. Pois cada desafio que aparecer será mais um motivo de provar que a perseverança é privilégio dos fortes.

- Coma o suficiente para viver bem. Não se prive, porém não abuse de nenhum alimento. Pois com o passar dos anos, você terá de priorizar a qualidade e a variedade e não a quantidade.

- Beba muita água. A hidratação do corpo, que por si só está "secando", é um fator essencial de funcionalidade e saúde para todos os órgãos.

- Mexa-se! A atividade motora é o melhor caminho para uma FELIZ IDADE.

- Pratique atividades físicas diárias – principalmente as aeróbicas, de impacto, exercício de peso e resistência – em intensidade moderada. Cuidando do físico estaremos garantindo nossa independência na velhice.

- Leia muito... tudo (livros, jornais, revistas, gibis etc.), faça palavras-cruzadas... Tais atividades farão seu cérebro esquecer que os anos passam e lhe trarão novos estímulos cognitivos, preservando sua memória.

- Viaje, passeie, vá a qualquer lugar: *shopping*, casa de amigos, cinema, teatro... Faça cursos de línguas, informática... Pratique rotineiramente um esporte... Promova festas, jantares especiais e originais... Enfim, mude sua rotina.

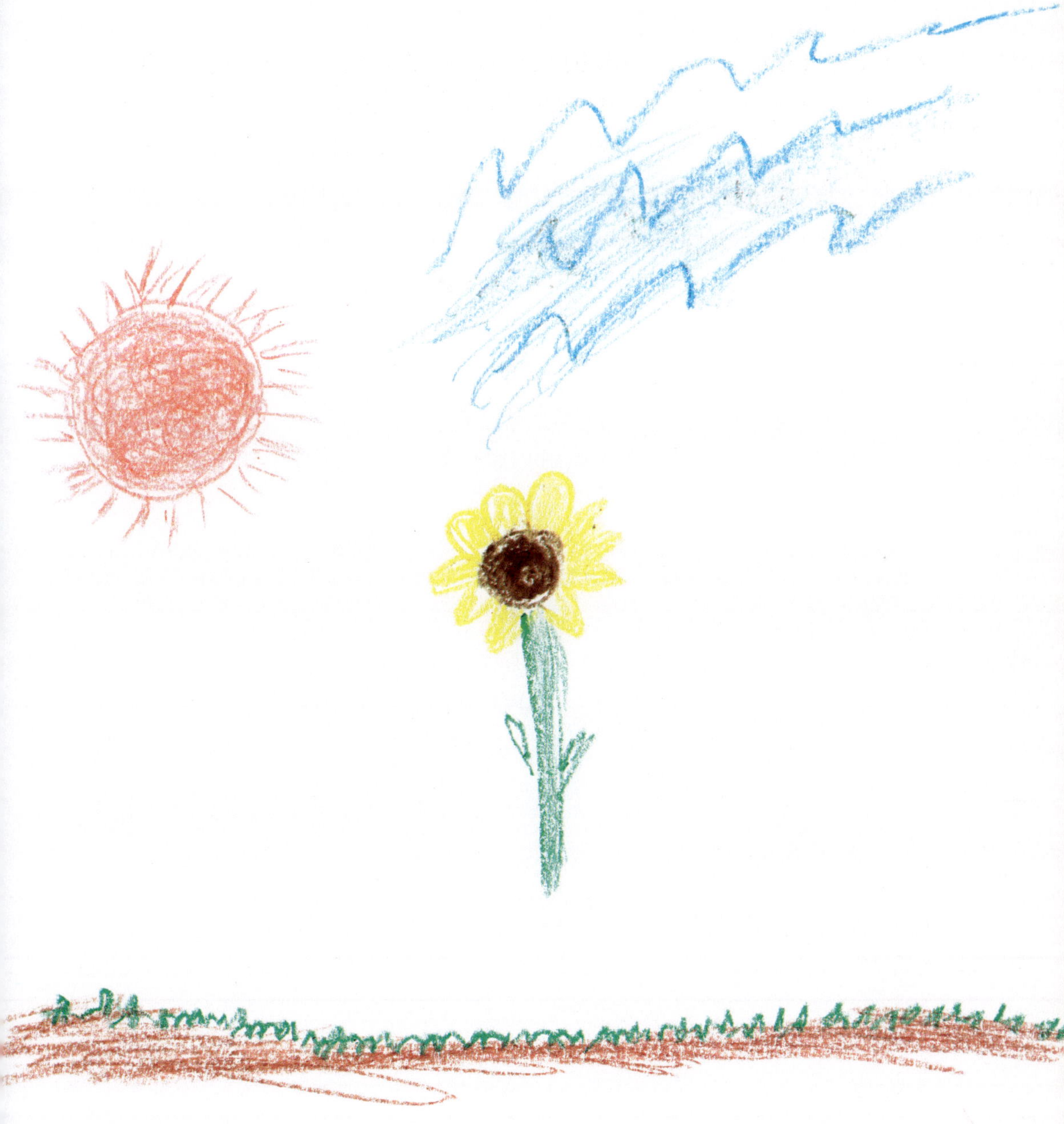

"Não há cosmético ou plástica capazes de substituir a beleza que transborda pelos olhos, quando as emoções e o corpo estão em sintonia. Rugas são mais que marcas na pele: elas registram tudo que você superou."

Conclusão

É difícil concluir algo que desejamos continuar. Sim, porque esta documentação não é finita, como não é acabado um processo que, a cada dia, faz morrer e nascer células, funções, projetos, esperanças e sonhos.

Muito aprendemos com a relação próxima com os idosos e com todas as lições tidas em nossa vida pessoal e profissional; estas serão as que jamais esqueceremos, pois foram lições de vida.

Para os seduzidos pela nossa proposta, saibam que com os idosos:

- aprendemos que para melhorarmos sua qualidade de vida, precisamos ser criteriosos em nossas condutas pessoais e profissionais;

- aprendemos que precisamos usar técnicas e conhecimentos científicos em nossas propostas;

- aprendemos que somos responsáveis por criarmos um ambiente agradável e motivador em todas as atividades que lhes propusermos;

- aprendemos que podemos discordar completamente de suas opiniões, mas somos terminantemente proibidos de deixar de respeitar seus desejos;

- aprendemos que precisamos de maleabilidade, tolerância e adaptação para gerenciarmos todas as situações propostas a eles;

- aprendemos que dentro de cada idoso existe uma criança carente, um adolescente rebelde e um adulto frustrado;

- aprendemos que os ritos de passagem das culturas aborígenes são exemplos a serem seguidos no envelhecimento – precisamos nos desapegar de coisas e fatos do passado para assumir uma nova fase de vida;

- aprendemos a não trapacear nossa idade, pois, ao sorrir, as rugas não aliviarão o peso dos anos em nosso rosto. Mas tal gesto desencadeará ondas de atividade no lado esquerdo do lóbulo frontal de nosso cérebro, onde mora a felicidade; e então...

- aprendemos que a melhor dica de beleza antienvelhecimento de todos os tempos é SORRIR.

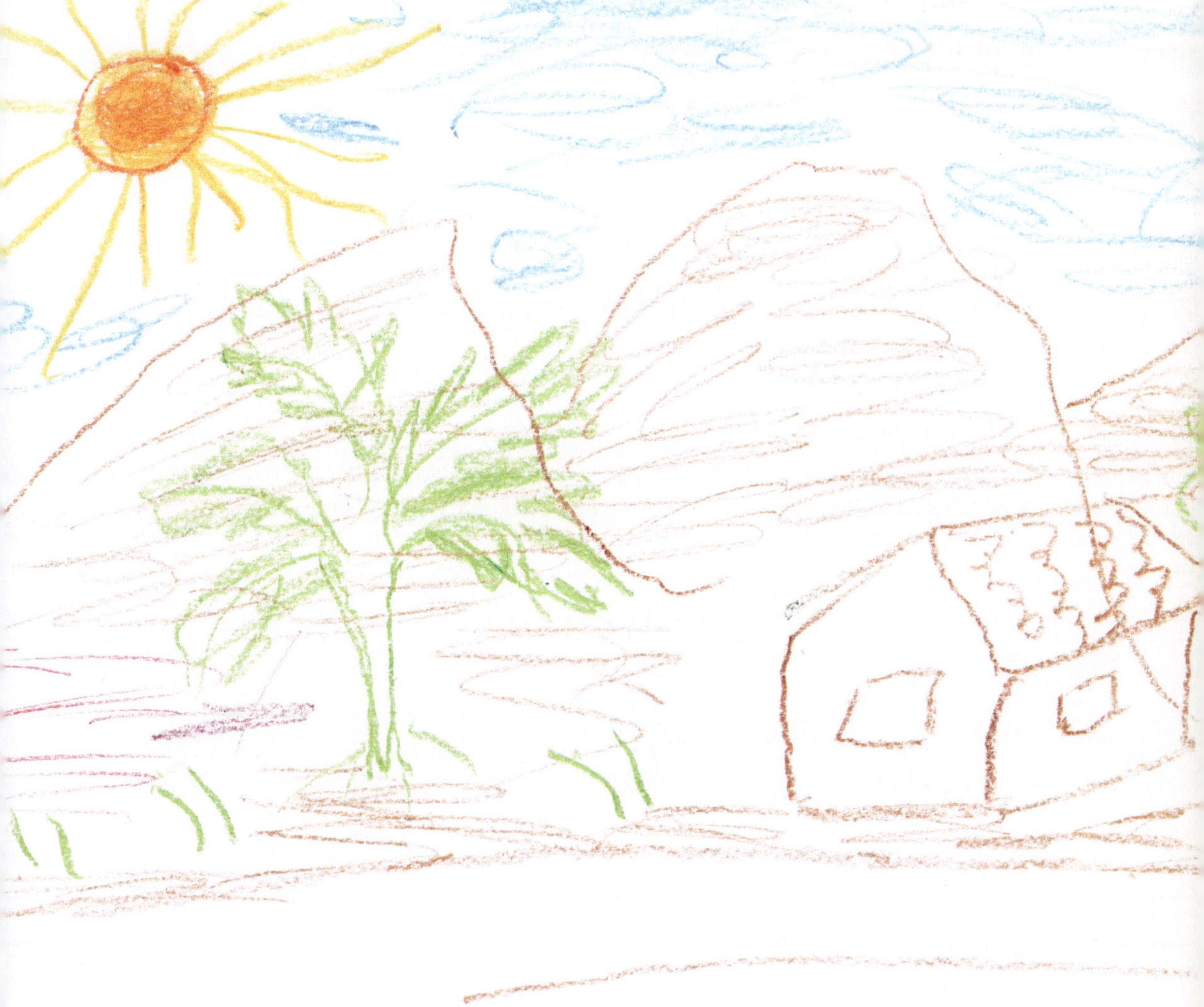

"Desenvolver novas conexões entre neurônios já existentes é a maneira encontrada pelo cérebro para se manter e se regenerar. Por isso, invente novas maneiras de pensar sobre antigas questões."

Referências Bibliográficas

AMÂNCIO, A. *Clínica Geriátrica*. Rio de Janeiro: Atheneu, 1975.

ARRIAGADA, M. V.; TORRES, M. R. *Psicomotricidade Vivenciada*: Uma proposta metodológica para trabalhar em aula. Blumenau: Edifurb, 2003.

AUSTREGÉSILO, A. S. B. *Curso de Massagem Oriental*. Rio de Janeiro: Ediouro, 1988.

AZPERTARTE, E. L. *Idade Inútil*. São Paulo: Paulinas, 1995.

BARBOSA, R. M. S. P. *Educação Física Gerontológica*: Saúde e Qualidade de Vida na Terceira Idade. Rio de Janeiro: Sprint, 2000.

BIASIOLI, M. Estatuto do idoso. *Revista Filantropia – Voluntariado & Terceiro Setor*. p.26/27, ano II, 9 – nov/dez/2003

CAMUS, P. L. *O Corpo em discussão*. Porto Alegre: Artes Médicas, 1986.

CARVALHO, E. T. F.; NETTO, M. T. *Geriatria Fundamental, Clínica e Terapêutica*. São Paulo: Atheneu, 1996.

DI LÉO. *A Interpretação do Desenho Infantil*. São Paulo: Artes Médicas, 1985.

DEMEUR, STO J. *Psicomotricidade, Educação e Reeducação*. São Paulo: Manole, 1984.

FARIA, C. C. *A vida não tem Idade*. São Paulo: Academia Cristã de Letras, 1991.

_____. *Velhice e Preconceito*. São Paulo: Academia Cristã de Letras, 1992.

FERREIRA, C. A. M. *Psicomotricidade*: Da educação infantil à gerontologia. São Paulo: Lovise, 2000.

FERREIRA, V. *Atividade Física na Terceira Idade*: O segredo da Longevidade. Rio de Janeiro: Sprint, 2003.

FONSECA, V. *Da Filogênese à Ontogênese da Motricidade*. Porto Alegre: Artes Médicas, 1988.

_____. *Manual de Observação Psicomotora*. Porto Alegre, Artes Médicas, 1995.

_____. *Gerontopsicomotricidade* - Primeiro Encontro Internacional sobre a Terceira Idade, 1995.

_____. *Psicomotricidade, Filogênese, Ontogênese e Retrogênese*. Porto Alegre: Artes Médicas, 1998.

HAUFMANN, T. *A idade de cada um*: Vida Plena na Terceira Idade. Petrópolis: Vozes, 1985.

JUNIOR, A. S.; NETO, M. R. L. *Depressão na Terceira Idade*: Apresentação Clínica, Abordagem Terapêutica. São Paulo: Lemos Editorial, 1999.

LORDA, R. *Recreação na 3ª Idade*. Rio de Janeiro: Sprint, 1995.

LOUREIRO, M. B. S. *Introdução à Psicomotricidade*. São Paulo: GAE, 1985.

KATCH, V. L.; MCARDLE, W. D.; KATCH, F. I. *Fisiologia do Exercício*: Energia, Nutrição e Desempenho Humano. 4ªed. Rio de Janeiro: Guanabara Koogan, 1998.

MATSUDO, S. M. M. *Avaliação do Idoso*: Física & Funcional. Londrina: Midiograf, 2000.

_____. *Envelhecimento & Atividade Física*. Londrina: Midiograf, 2001.

MAZZARINI, C.; et al. *Natação na Terceira Idade*: Saúde e Prazer. São Paulo: [s/e], 1996.

MEIRELLES, M. E. A. *Atividade Física na Terceira Idade*. Rio de Janeiro: Sprint, 2000.

MONTAGU, A. *Tocar*: o Significado Humano da Pele. São Paulo: Summus Editorial, 1986.

MORENO, G. *Terceira Idade*: 250 aulas. Rio de Janeiro: Sprint, 2001.

MESSEY, J. *A pessoa Idosa não existe*: Uma Abordagem Psiconalítica da Velhice. São Paulo: Editora Aleph, 1995.

OTTO, E. *Exercícios Físicos para a Terceira Idade*, São Paulo, Editora Manole, 1987.

SOUZA, R. R.; JACOB FILHO, W. Anatomia e fisiologia do envelhecimento. In: Carvalho Filho, E. T.; Netto, M. (org.). *Geriatria fundamentos, clínica e terapêutica.* São Paulo, 1994.

VIENNE, V. *A Arte de Amadurecer*. São Paulo: Publifolha, 2002.

VILAS-BOAS, M. *Terceira Idade*: Uma Experiência de Amor – Terapia Corporal para Idosos. São Paulo: Edições Paulinas, 1994.

WELL, P.; TOPAKOV, R. *O Corpo Fala*. Petrópolis: Vozes, 1989.

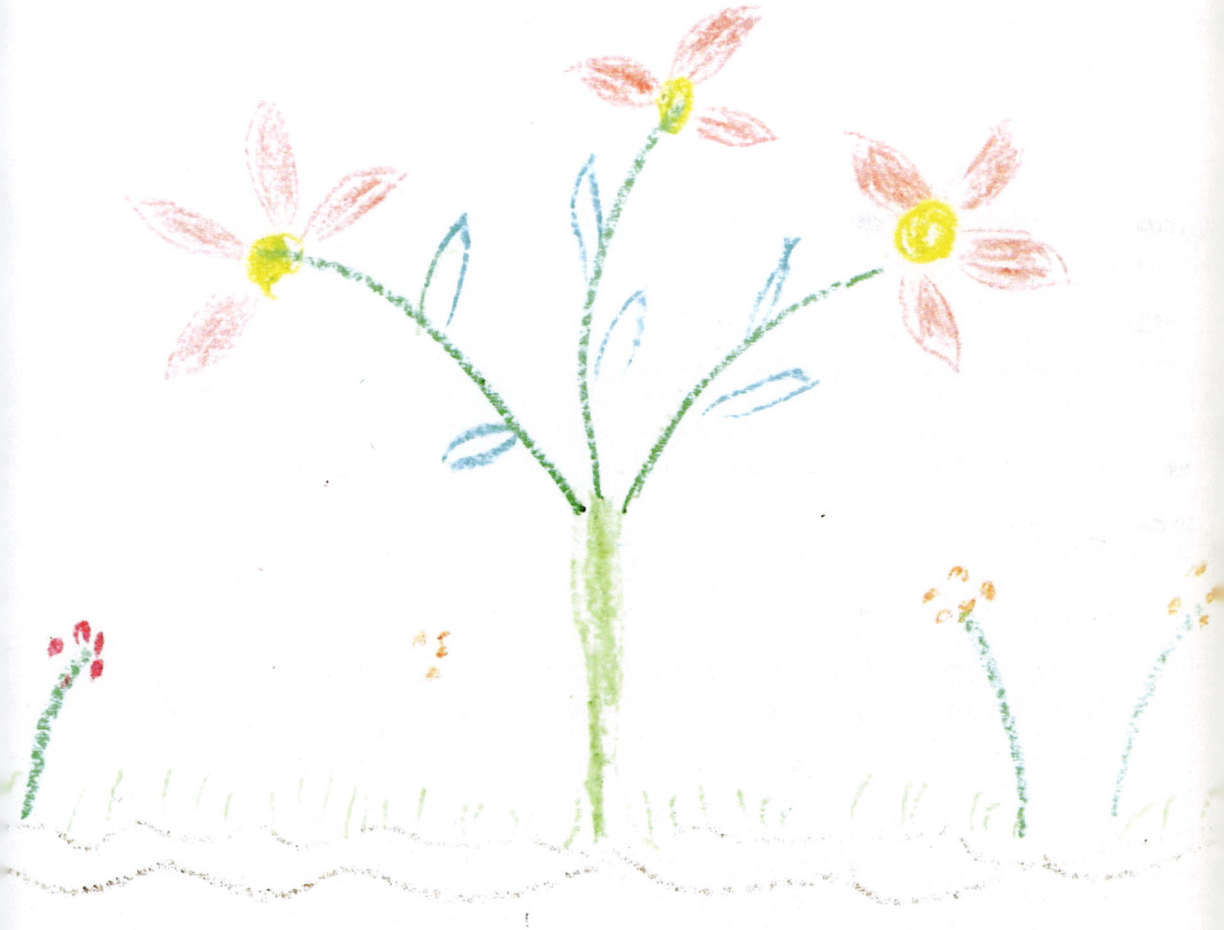

"Jovens... envelheçam!"

ANEXOS

Anexo 1 – relatos

eu Iraq

estou contente em Participar das
atividades os Professores todos
são maravilhosos estão sempre
a tento as alunas as recepcionistas
a tende muito bem
as amigas são otima
sinto algumas dores mais ~~é~~
normal porque são consiquência
do serviço que eu fazia

Cacilda

São Paulo, 15 de abril de 2004
do Eduardo e Ivete
A. Sra. Cacilda
Assunto: Elogio. faz

Informo a Sra. que fiquei
muito contente pela sua cria-
tividade, de ter no seu albun
as minhas e de minha es-
posa fotografias, e demais cole-
gas da 3ª idade, pelo qual cer
tamente ficará para recordações,

dos seus alunos;

Eduardo e Ivete

São Paulo 25 de Março de 04

Chegou afinal o dia que eu trouxe o álbum de fotos para casa.

A nossa querida Profª Cacilda quem o fez.

De muito bom gosto, muito bem colocadas as fotos, mostrando todos os colegos da parte da manhã, e da tarde, nos nossos aniversario, o dia das mães o carnaval, a capoeira o EQUI-DO, o dia do esquizito, a ginástica, a musculação com os nossos queridos profres Tiago, Mauricio, Gustavo, na piscina a nossa competente Andrea e a Cacilda sempre nos estimulando para fazer o melhor.

Fomos passear no Planetorio, tivemos tambem palestras com as nutriocionistas que nos encinarão a nós alimentar melhor. Fizemos uma viagem maravilhosa na chacara da Odete uma casa muito linda, com uma grande piscina, pena que a água estava fria pois havia chovido.

Pegamos muitas frutas como manga, acerola, jaca.

Enfim nossa Feliz idade no Ilescinha é muito proveitosa alegre, aconchegante, com nossos queridos profres e a nossa mãe zona Cacilda que vivam muitos anos para nos ajudar. da colega Iolanda

23-5-98

Este passeio foi muito bom para mim e para a Sirley.

Foi ótimo e muito bonito, foi alegre com as colegas que são muito animadas. Portanto se quizer outro passeio pode me convidar que serei a primeira da fila.

Achei lindo o castelinho da Cacilda.

Parabens.

Gelis.

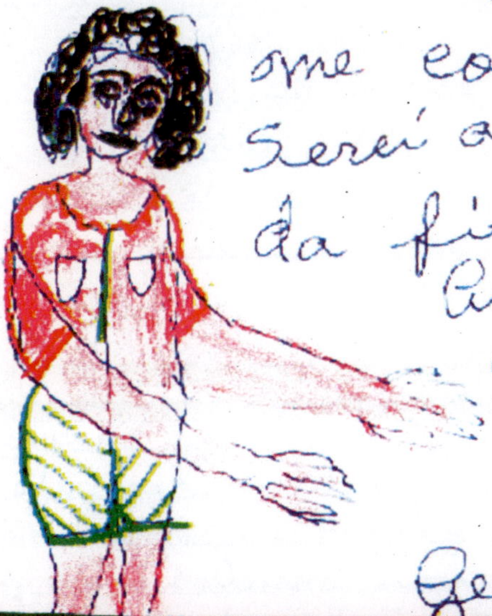

Novembro/2005

Sou uma pessoa muito sofrida. tenho um marido depressivo que destrói os meus dias.
Vivi de cabeça baixa e nunca sorri estar aqui com minhas amigas e tudo de bom na minha vida.
Só aqui sou feliz.
O médico me disse que se eu sair daqui sou capaz de ficar doente, pois tudo que a Cacilda faz com a gente me faz bem.
Adoro a natação e a hidroginastica, principalmente quando é ela dá. Mas todos são ótimos.
Meu marido diz que eu casei com o grupo, mais nunca consigo convencer ele a vir comigo.
Quando estive doente, todos se preocuparam comigo, a Cacilda foi me visitar, telefonou várias vezes e quando voltei foi uma festa, a gente se sente importante, a gente se sente mais querida que até pelos nossos filhos. Sabe, filho faz a gente chorar, aqui não, eu só choro de alegria das piadas da turma e das brincadeiras dos professores.
Que bom que vocês existem em minha vida.

M.A.G.

Anexo 2 – anamnese

1.IDENTIFICAÇÃO

Nome______________________________D.N.___/___/___Idade______
Residência: Rua____nº _____
Bairro____
Telefone:________________Recados ______________Cep:____________
Profissão________________Esposo(a)________________Idade__________
Nº Filhos __________nome, idade e sexo ___________________________
____
Nº Netos__________nome, idade e sexo_____________________________
____
Escolaridade ________________________Religião____________________
____
Coabita com quem____

2. PERFIL ATUAL

Atividades desenvolvidas (freqüência e duração)____________________
____
Sono / Insônia - horários____
____
Hábitos e habilidades____
Tipos de lazer e tempo livre_______________________________________
____
Tipo de alimentação diária____
____
Fumante?_______________________Dietas?____________________________
Clima familiar atual____
____
História de vida (projetos e prazeres)______________________________
____
____
____
____

3. HISTÓRIA CLÍNICA

Doenças________________________________
Problemas de saúde__________________________
Medicamentos_____________________________
Doenças familiares__________________________
Médicos e assistências________________________
Acidentes / fraturas / cirurgias____________________
____
Alergia____________________Saúde Bucal___________

4. COMPROMETIMENTOS

Motor_________________________________
Emocional______________________________
Visual_________________________________
Auditivo_______________________________
Lingüístico______________________________

5. PERCURSO TERAPÊUTICO

Problema (s)_____________________________
Tratamento__________________Responsável____________

6. EXPECTATIVAS DO PROGRAMA

Indicação / perspectivas________________________
____
____
____
____

Desenho da figura humana (numa folha em anexo)

Assinatura_________________________Data ____/____/____

Anexo 3 – avaliação física e funcional do idoso

Nome:____

Peso atual ________ kg	________ % de Gordura atual
Objetivo ________ kg	________ % de Gordura ideal

CONTROLE DE FREQÜÊNCIA CARDÍACA

Redução de Peso ( ) 60% a 75% da FC máx. __________ batimentos/15 seg
Condicionamento Físico ( ) 75% a 90% da FC máx. __________ batimentos/15 seg

OBJETIVOS GERAIS

( ) Condicionamento físico ( )Estética ( )Convívio social
( )Lazer ( )Terapêutico

AVALIAÇÃO POSTURAL

Coluna vertebral:____
( ) Hiperlordose ( ) Hipercifose ( ) Hiperlordose cervical
( )Escoliose
Cintura escapular/pélvica:_________________________________
Membros inferiores:______________________________________
Recomendações:____
____
____

BI	TR	SE	SI	AB	CO	PA	AX	PE	
									1ª Avaliação
									2ª Avaliação
									3ª Avaliação
									4ª Avaliação

VALORES ANTROPOMÉTRICOS				
MEDIDAS	1ª Avaliação	2ª Avaliação	3ª Avaliação	4ª Avaliação
Peso				
Estatura				
Tórax expirado				
Cintura				
Abdômen				
Quadril				
Antebraço direito				
Antebraço esquerdo				
Braço direito				
Braço esquerdo				
Coxa direita				
Coxa esquerda				
Panturrilha direita				
Panturrilha esquerda				
% de gordura				

VALORES METABÓLICOS				
Carga final	1ª Avaliação	2ª Avaliação	3ª Avaliação	4ª Avaliação
FC repouso				
PA repouso				
FC final				
PA final				
PE final				
VO_2				
Classificação				

VALORES NEUROMOTORES				
Flexibilidade				
Abdominal				
Flexão de braços				
Força de braços				
Força de pernas				
Data				

Obs.:____

____

____

____

____

____

____

Anexo 4 – AVALIAÇÃO DA RETROGÊNESE PSICOMOTORA

		1ª avaliação	2ª avaliação	3ª avaliação	4ª avaliação
Nome	Datas:				
RESPIRAÇÃO					
Inspiração					
Inspiração					
Apnéia					
TONICIDADE					
Extensibilidade	membros inferiores				
	membros superiores				
	passividade				
Paratonia	membros inferiores				
	membros superiores				
Diadococinesias	mão direita				
	mão esquerda				
Sincinesias	bucais				
	contralaterais				
EQUILÍBRIO					
Imobilidade					
Estático	apoio retilíneo				
	ponta dos pés				
	apoio num pé D/E				
	sobre joelhos				
	tronco flexionado				
	cócoras				

<table>
<tr><th colspan="7">EQUILÍBRIO</th></tr>
<tr><th colspan="3"></th><th>1ª avaliação</th><th>2ª avaliação</th><th>3ª avaliação</th><th>4ª avaliação</th></tr>
<tr><td>Dinâmico</td><td colspan="2">marcha controlada</td><td></td><td></td><td></td><td></td></tr>
<tr><td rowspan="9">Dinâmico</td><td rowspan="4">evolução no banco para:</td><td>frente</td><td></td><td></td><td></td><td></td></tr>
<tr><td>trás</td><td></td><td></td><td></td><td></td></tr>
<tr><td>lado direito</td><td></td><td></td><td></td><td></td></tr>
<tr><td>lado esquerdo</td><td></td><td></td><td></td><td></td></tr>
<tr><td rowspan="5">saltos com:</td><td>pé direito</td><td></td><td></td><td></td><td></td></tr>
<tr><td>pé esquerdo</td><td></td><td></td><td></td><td></td></tr>
<tr><td>pés juntos p/ frente</td><td></td><td></td><td></td><td></td></tr>
<tr><td>pés juntos p/ trás</td><td></td><td></td><td></td><td></td></tr>
<tr><td>pés juntos e olhos fechados</td><td></td><td></td><td></td><td></td></tr>
<tr><th colspan="7">LATERALIDADE</th></tr>
<tr><td colspan="7">Ocular__________ Auditiva__________ Manual__________ Pedal__________</td></tr>
<tr><th colspan="7">NOÇÃO DO CORPO</th></tr>
<tr><td colspan="3">Sentido Cinestésico</td><td></td><td></td><td></td><td></td></tr>
<tr><td colspan="3">Reconhecimento - D/E</td><td></td><td></td><td></td><td></td></tr>
<tr><td colspan="3">Auto – Imagem</td><td></td><td></td><td></td><td></td></tr>
<tr><td colspan="3">Imitação de Gestos</td><td></td><td></td><td></td><td></td></tr>
</table>

<table>
<tr><th colspan="2"></th><th>1ª avaliação</th><th>2ª avaliação</th><th>3ª avaliação</th><th>4ª avaliação</th></tr>
<tr><td colspan="6">ESTRUTURAÇÃO ESPAÇO-TEMPORAL</td></tr>
<tr><td colspan="2">Organização</td><td></td><td></td><td></td><td></td></tr>
<tr><td colspan="2">Estruturação Dinâmica</td><td></td><td></td><td></td><td></td></tr>
<tr><td colspan="2">Memorização / Representação</td><td></td><td></td><td></td><td></td></tr>
<tr><td colspan="2">Estruturação Rítimica</td><td></td><td></td><td></td><td></td></tr>
<tr><td colspan="6">PRAXIA GLOBAL</td></tr>
<tr><td rowspan="2">Coordenação</td><td>óculo-manual</td><td></td><td></td><td></td><td></td></tr>
<tr><td>óculo-pedal</td><td></td><td></td><td></td><td></td></tr>
<tr><td rowspan="4">Dissociação</td><td>quatro membros</td><td></td><td></td><td></td><td></td></tr>
<tr><td>membros superiores</td><td></td><td></td><td></td><td></td></tr>
<tr><td>membros inferiores</td><td></td><td></td><td></td><td></td></tr>
<tr><td>agilidade</td><td></td><td></td><td></td><td></td></tr>
<tr><td colspan="6">PRAXIA FINA</td></tr>
<tr><td colspan="2">Coordenação Dinâmica Manual</td><td></td><td></td><td></td><td></td></tr>
<tr><td colspan="2">Dissociação Digital</td><td></td><td></td><td></td><td></td></tr>
<tr><td colspan="2">Velocidade / Precisão</td><td></td><td></td><td></td><td></td></tr>
</table>

Anexo 5 – Bateria Psicomotora (Perfil da Terceira Idade)

Nome______________________________________Idade ______________

Observador_________________________________Data ____/____/____

Fatores Psicomotores	Fraco	Satisfatório	Bom	Excelente
Respiração				
Tonicidade				
Equilíbrio				
Noção do Corpo				
Estruturação Espaço-Temporal				
Praxia Global				
Praxia Fina				

Escala de Pontuação:

Fraco – *apráxico* - Realização imperfeita, incompleta e descoordenada.
Satisfatório – *dispráxico* – Realização com dificuldades de controle.
Bom – *eupráxico* - Realização controlada e adequada.
Excelente – *hiperpráxico* – Realização perfeita, econômica, harmônica e bem controlada

Observações:____

Análise do Perfil Psicomotor:______________________________

Recomendações:______________________________________

Anexo 6 – planejamento psicomotor

1. Tônus (freio inibitório e relaxação)
2. Coordenação motora-fina
3. Equilíbrio
4. Respiração
5. Estruturação do esquema corporal
6. Lateralidade
7. Orientação corporal (imagem corporal)
8. Orientação espacial
9. Orientação temporal
10. Coordenação dinâmica global
11. Praxias (percepção e discriminação)

1.TÔNUS (freio inibitório e relaxação)

- Estão intimamente ligados ao estado emocional do aluno ao entrar no ambiente da piscina e na água (devido à temperatura e profundidade). Fatores importantes: medo e insegurança.
- Hiperatividade/hipercinesias – capacidade de suspensão do movimento no tempo e no espaço preciso, gerando equilíbrio.
- Manifestam-se nos níveis de hipertonia e hipotonia, de ação e de observação, gerando atenção ou desconcentração – relacionados ao poder de relaxação e capacidade de relaxamento.
- Podem ser alterados em função do interesse, da ansiedade e da empatia com o professor e com os colegas de turma.

- Estruturas orgânicas e funcionais que motivam ações e reações de nossos alunos, atendendo, entendendo e aprendendo nas relações com professor, colegas e materiais.

3. COORDENAÇÃO MOTORA-FINA

- Corresponde à experimentação dos segmentos corporais relacionados ao rosto, mãos e pés.

Áudio-viso-motora

- Ambientação na forma de conhecimento e observação do ambiente, dos materiais e de todas as pessoas presentes dentro e fora da água.
- Observação da execução de seus próprios movimentos e de outros participantes, detalhando-se a posição e ação dos segmentos corporais.
- Atenção aos sons do ambiente, associados aos movimentos dos objetos e pessoas.

Motora-fina

- Execução da ação, produzindo eficiência dos segmentos corporais em relação às extremidades - olhos, boca, mãos e pés.
- Execução de movimentos isolados de cada extremidade.
- Modificação da posição das extremidades na execução de cada movimento.
- Inclusão de movimentos de outras extremidades, quando da execução da proposta.
- Utilização de materiais para enriquecimento das propostas.

Músculo-facial

- Adaptação polissensorial – boca, nariz, olhos, orelhas.
- Reações gustativas e olfativas /sensações e reações proprioceptivas.

4. EQUILÍBRIO

- Ambientação e consciência corporal na água. Disponibilidade corporal, experiências táteis, cinestésicas e labirínticas, para a aprendizagem.
- Deslocamentos verticais em diferentes direções, com diferentes ritmos, e modificando a posição dos segmentos corporais como cabeça, braços, pernas, mãos e pés.
- Utilização de materiais para enriquecimento das propostas, atenção e modulação das dinâmicas de aulas em diferentes etapas.
- Após o equilíbrio vertical (postura terrestre) passar para o horizontal (postura aquática).
- Flutuação – ventral e dorsal – modificando a posição dos segmentos corporais, com o objetivo de conscientização das capacidades corporais.
- Posições hidrodinâmicas e harmônicas para movimentos propulsivos
- Regulação e coordenação dos movimentos – manutenção do corpo na mesma posição por tempo determinado.

5. RESPIRAÇÃO

- Consciência do processo respiratório e sua inversão na água, promovendo-se várias experimentações.
- Respiração – capacidade de atender, entender e aprender.
- Trabalho de inspiração e expiração pela boca e nariz, com todas as variantes de rítmo, intensidade e ambiente externo (conscientização do ar residual).
- Associação da modificação do corpo e de todos os seus segmentos na realização do processo respiratório.
- Explicação e aprendizagem da respiração diafragmática, realizando-a, a princípio, fora da água e, depois, dentro dela.

- Trabalho com apnéia curta e demorada, associando-a aos movimentos e ao tônus, com o objetivo de diferenciar a eficiência motora.
- Emissão de sons graves e agudos sob a água, trabalhando com a força e a intensidade respiratória.

6. ESTRUTURAÇÃO DO ESQUEMA CORPORAL

- Movimentação com modificação de cada segmento: cabeça, braços, tronco e pernas, promovendo diversas variantes.
- Propriocepção - estímulos ao próprio corpo (cérebro, músculos e tendões).
- Organização e expressão das sensações do corpo através da linguagem oral e mímica.
- Trabalho com ritmos, espaços e profundidade diferentes.
- Utilização de materiais, auxílio e apoio do professor e de colegas, para enriquecimento das propostas.
- Mudanças de decúbitos, propulsões e deslizes, com simetria e assimetria de movimentos.
- Trabalhada a consciência do tônus muscular, modificá-lo na execução dos movimentos, para diferenciação.

7. LATERALIDADE

- Conscientização de todos os lados e do eixo corporal. Processo de especialização neurológica na aprendizagem aquática.
- Trabalho com respiração, experimentação e movimentação dos lados direito e esquerdo.
- Utilização de pontos de referência corporais nas orientações.

- Diversificação das propostas, no sentido de aumentar o nível de dificuldade, com modificação do ritmo, do tipo de movimento e da utilização dos segmentos corporais.

8. ORIENTAÇÃO CORPORAL (imagem corporal)

- Conscientização do tamanho, peso e volume do corpo em relação à água.
- Imagem corporal – experiência subjetiva do corpo – tem a ver com sensações proprioceptiva e relacional, tônus emocional, metas de vida e convenções sociais.
- Trabalho de alternância – virada, sustentação e imersão – com diferentes ritmos de execução, direção, profundidade e movimentações simétricas e assimétricas.
- Cuidado na utilização de materiais (procurar diversificar tamanho, textura e cor) e todo tipo de auxílio e de apoio.
- Trabalho dos grandes segmentos corporais (cabeça, tronco, braços e pernas) e de todos pequenos segmentos corporais (rosto, olhos, orelhas, nariz, boca, mãos e pés).

9. ORIENTAÇÃO ESPACIAL

- Conhecimento de todo espaço (externo, interno e aquático).
- Utilização à vontade de materiais, auxílio e apoio, sempre com uma total interação corporal.
- Posição, relação, adequação e direção em relação ao corpo, objetos, pessoas e ambiente.

10.ORIENTAÇÃO TEMPORAL

- Conscientização do próprio ritmo e identificação do ritmo do outro.

- Variação do ritmo e da intensidade na execução dos movimentos, com ou sem comando.
- Trabalho com atividades programadas, intensificando o nível de complexidade.
- Noção de tempo, seqüência das ações, velocidade, duração e ritmo dos movimentos.

11.COORDENAÇÃO DINÂMICA GLOBAL

- Capacidade de realizar pequenas e grandes propulsões com harmonia, leveza e graça de movimentos, respeitando-se todas as necessidades de cada nado.
- Não é necessária a perfeição técnica, mas não deve haver vícios posturais.
- Promoção de relações sociais adequadas, nos campos da cognição e do comportamento.
- Motivação, estímulo, valorização, crítica positiva e elogios para a promoção do melhor ajustamento e equilíbrio psicomotor.

12.PRAXIAS

- Automatismos, movimentos intencionais e criatividade.
- Análise/Síntese – percepção de semelhanças e diferenças, composição e decomposição e reprodução de movimentos.
- Figura/Fundo – Discriminações visual, auditiva e tátil cinestésica.

Anexo 7 – seqüência de automassagem[1]

Preparativos:

- Iniciar sentado, costas eretas, posição cômoda.
- Concentração com olhos fechados, respiração calma.
- Afastar pensamentos e voltar a atenção para si mesmo.
- Colocar as mãos sobre o rosto (cobrindo-o), e transmitir-lhe carinho e energia.
- Atritar as mãos e voltar a atenção para elas.

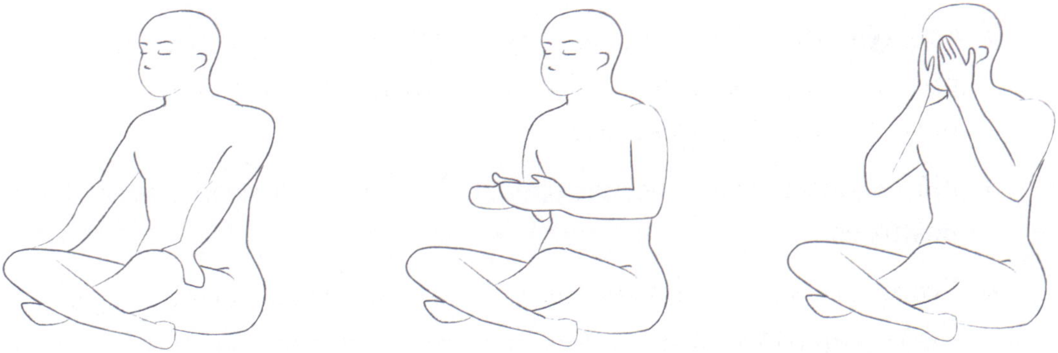

- Tapar os ouvidos por 10 segundos (pressão sobre o trago).
- Deslizar os oito dedos pela testa, 4 para cada lado.

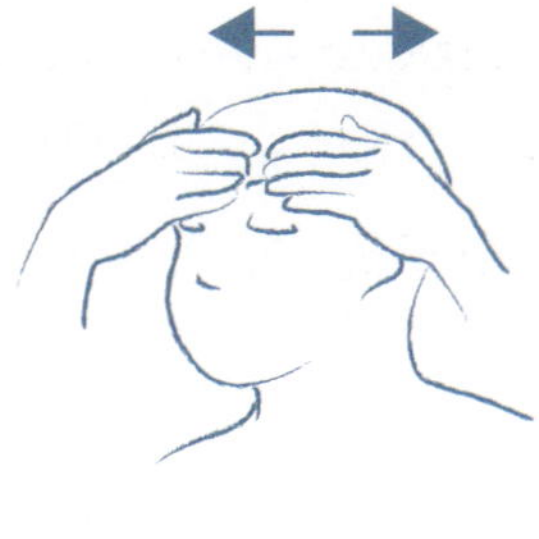

1 AUSTREGÉSILO, A. S.B. *Curso de Massagem Oriental*, 1988.

• Descê-los até as têmporas, com fricção circular sobre elas.

• Pressão sobre os pontos:[2] canto interno da órbita ocular (B1), canto externo da órbita ocular (VB1), encontro das sobrancelhas (ponto extra), final das sobrancelhas (TA23).

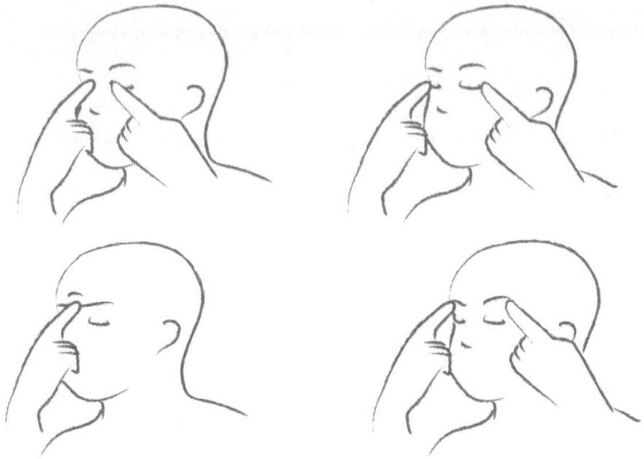

• Massagear com cuidado os globos oculares, com pressão suave sobre as pálpebras.

• Deslizar pelas vertentes do nariz, saindo lateralmente sobre o músculo zigomático

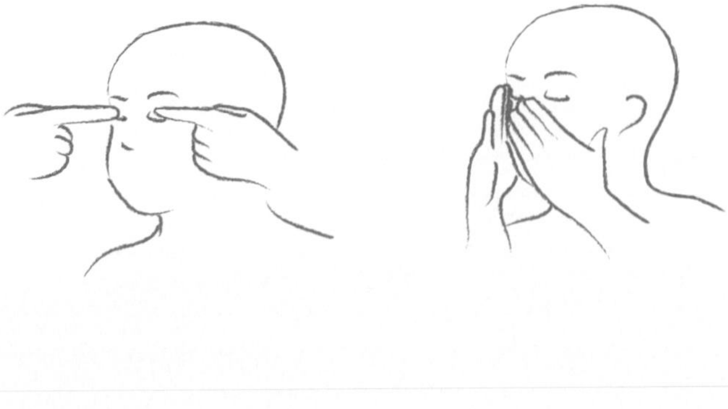

[2] B1, VB1, TA23 – pontos dos meridianos chinês.

Rosto:

Fricção linear ou circular:

- Na mandíbula, a gengiva inferior e as glândulas salivares.
- Na articulação da mandíbula.
- Nos maxilares, na gengiva superior e no arco zigomático.

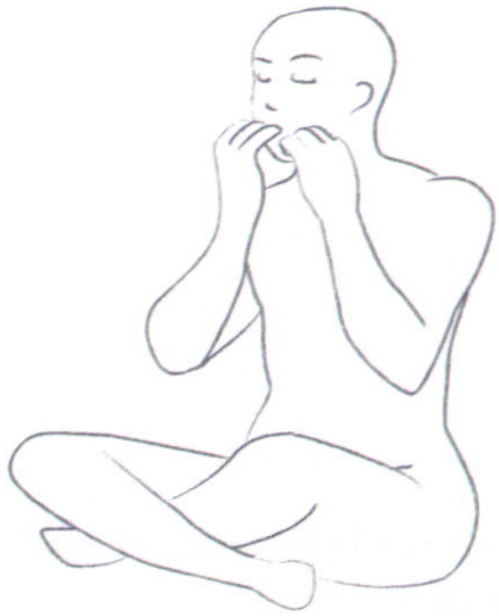

- No pavilhão da orelha, no lóbulo (beliscar).
- Seguir o desenho interno das orelhas com as pontas dos indicadores.

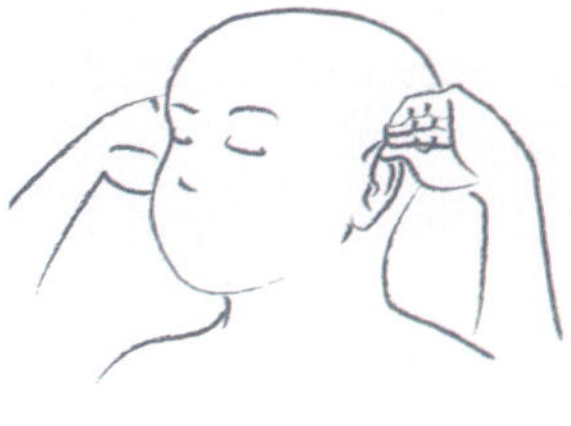

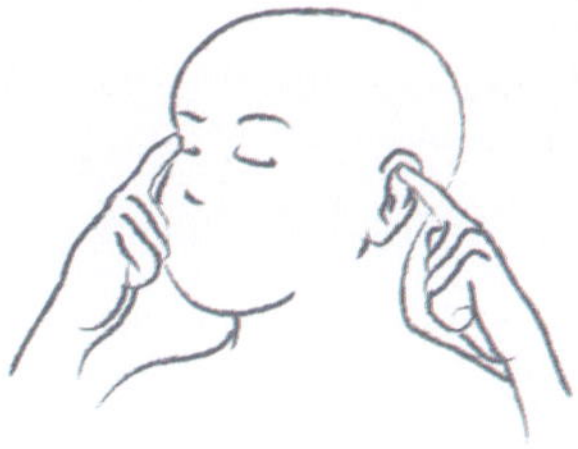

Cabeça:

- Friccionar com a polpa dos dez dedos o couro cabeludo.

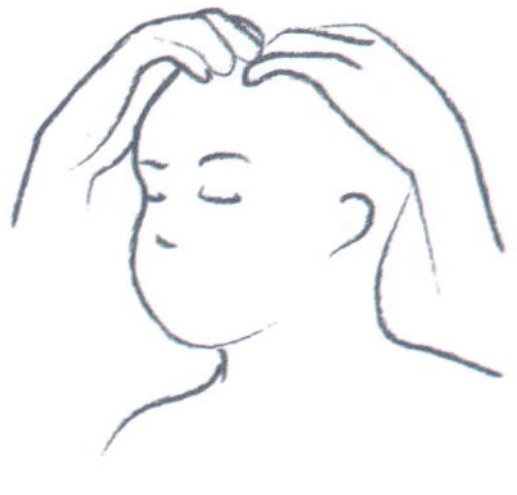

•Pressionar com eminência tenar e hipotenar (lateral e frontalmente) a caixa craniana.

• Tamborilar o couro cabeludo com os nós dos dedos.

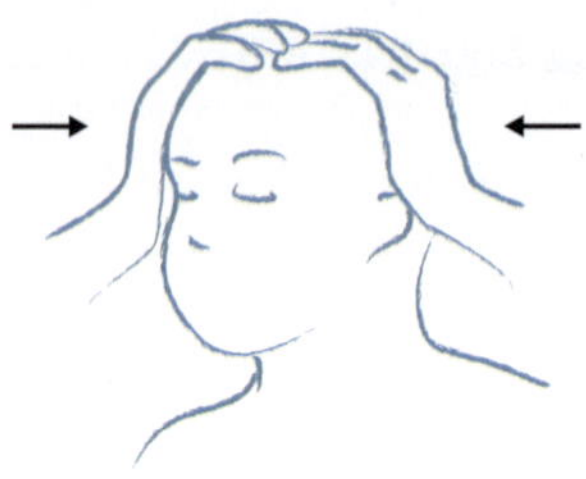

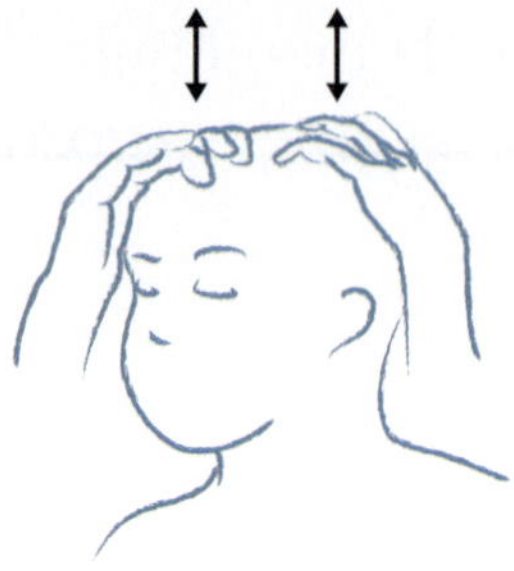

• Puxar pequenos maços de cabelo até a totalidade dos fios, vitalizando as raízes.

• Pressionar logo abaixo da caixa craniana, acima dos músculos que ladeiam a coluna cervical, no ponto VB20.[3]

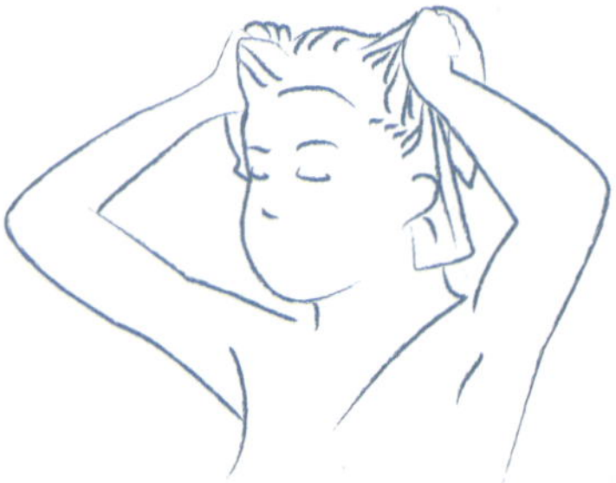

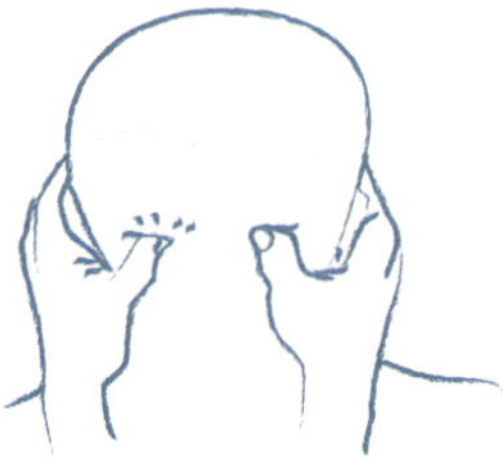

Costas e Coluna:

• Elevar os braços e dobrar para trás, caminhando com as mãos para baixo (partindo dos ombros) em direção à cintura.

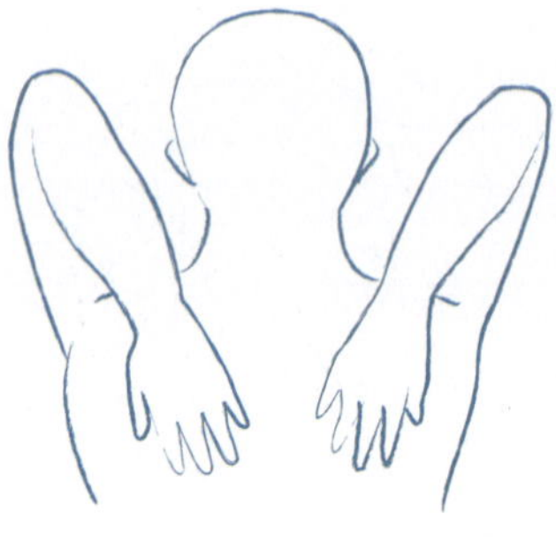

• Unir as mãos às costas – uma por baixo e outra por cima – e flexionar o tronco para frente expirando; repetir trocando os braços.

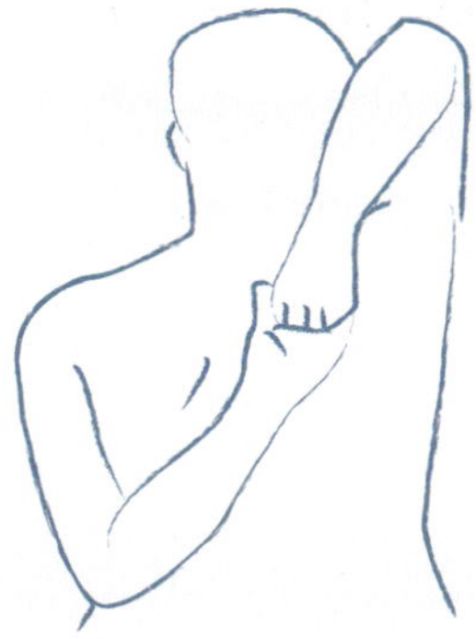

• Deitar em decúbito dorsal e iniciar a massagem da coluna.

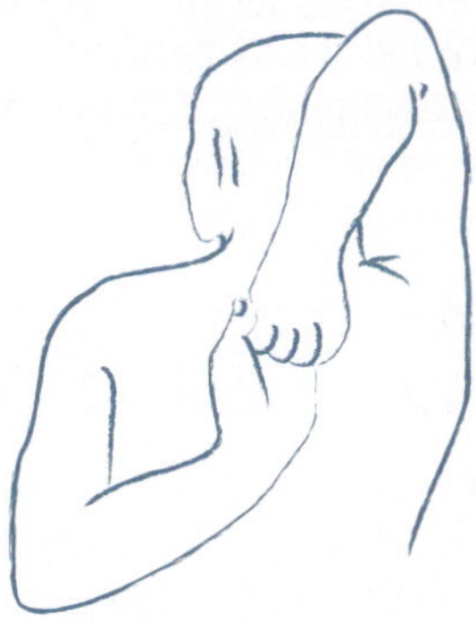

Nuca e Ombros:

• Pinçar os músculos da nuca, da cabeça para baixo.
• Pinçar os ombros do centro para as laterais.

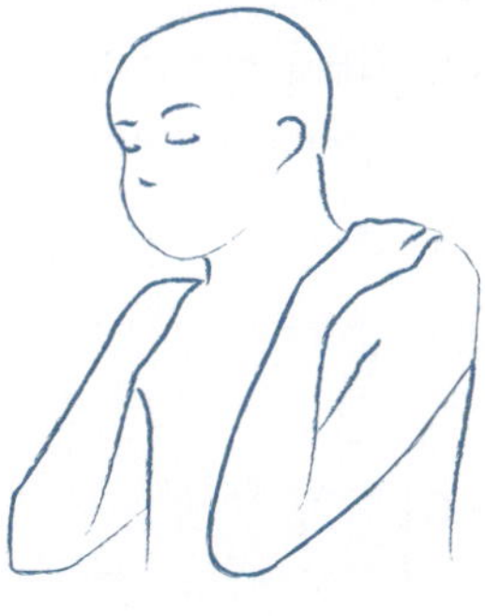

- Segurar a nuca e girar a cabeça: cima/baixo/ lateral e giro do nariz.

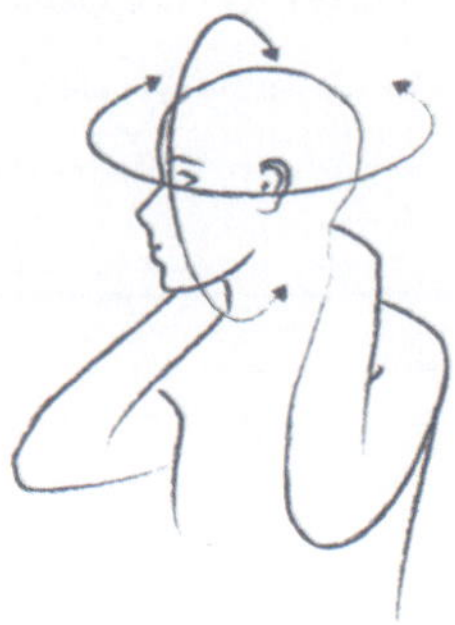

- Pinçar com uma das mãos o ombro oposto, enquanto giramos o ombro 360º.
- Repetir do outro lado da mesma forma

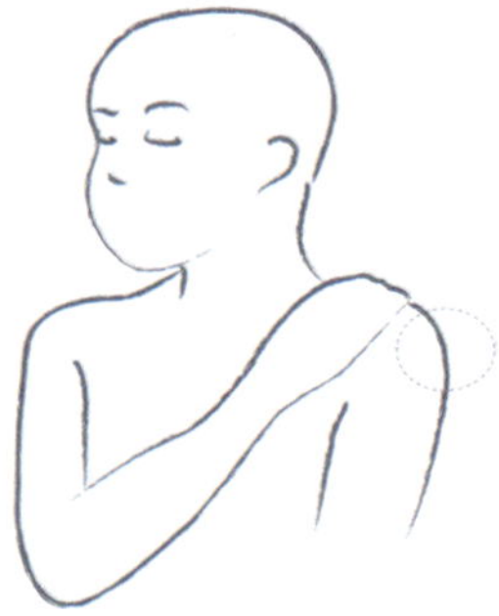

Coluna e Cervical:

- Para esta parte da coluna há 2 opções, dependendo das condições da pessoa:
- *1ª opção*: apenas elevar a cabeça do chão, girando a cabeça lentamente, soltando o ar, e baixá-la, também lentamente.

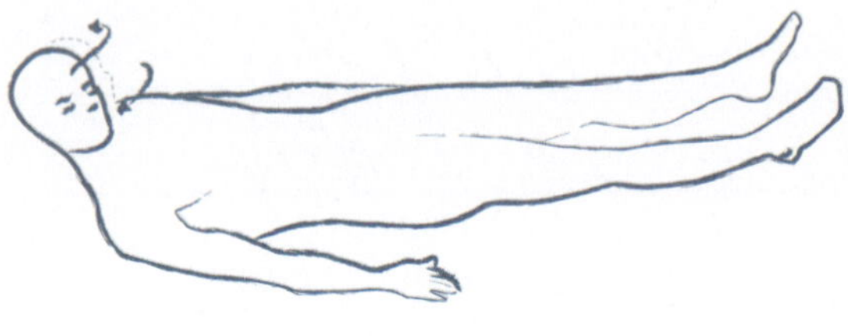

• 2ª opção: (para os mais flexíveis); elevar as pernas e o quadril do solo, apoiando as mãos no quadril e manter os cotovelos no chão. Movimentar lentamente as pernas, aumentando e diminuindo a curvatura cervical.

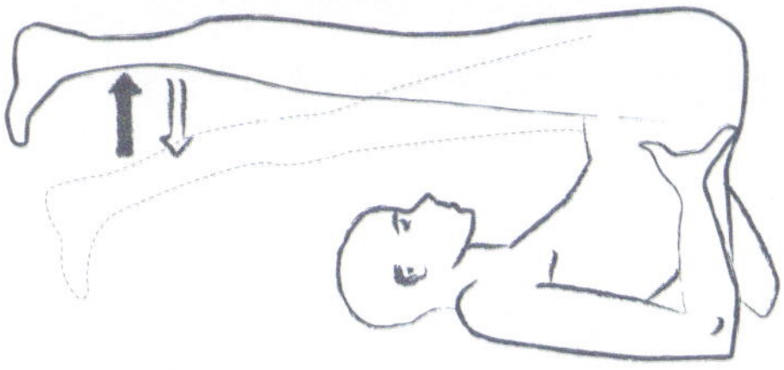

Abdômen:

•Iniciar em decúbito dorsal, com as pernas flexionadas e pés no chão.

•Com a ponta dos dedos, massagear o intestino grosso, subir pela direita seguindo o cólon ascendente, atravessar para a esquerda seguindo o cólon transverso e descer pelo cólon descendente.

•Repetir 3 vezes esta seqüência lentamente e com a musculatura abdominal relaxada.

Cóccix e Sacro:

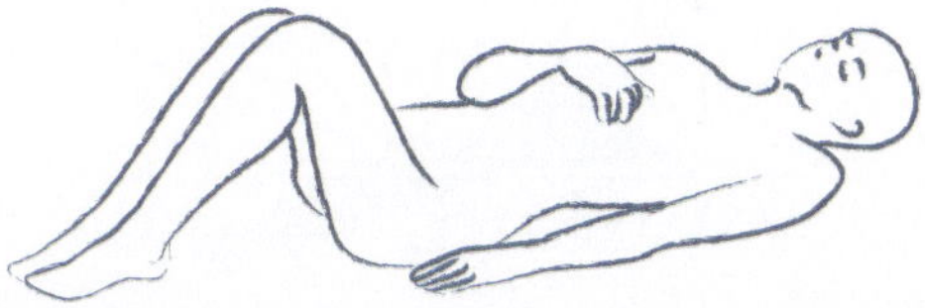

•Com as pernas dobradas, girar a base da coluna (como mata-borrão) para cima, para baixo e lateralmente, deitando as pernas até tocar com os joelhos no chão.

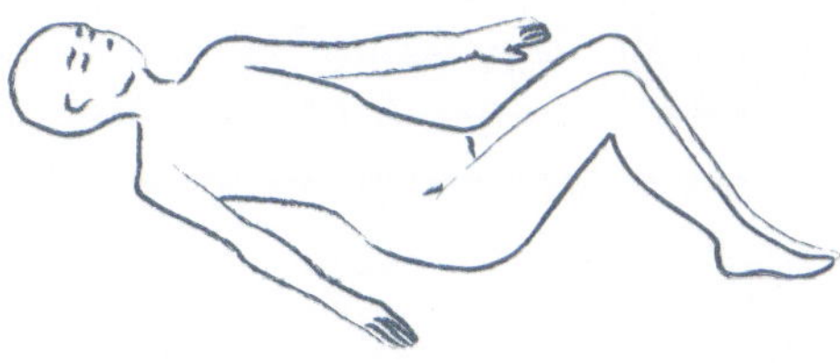

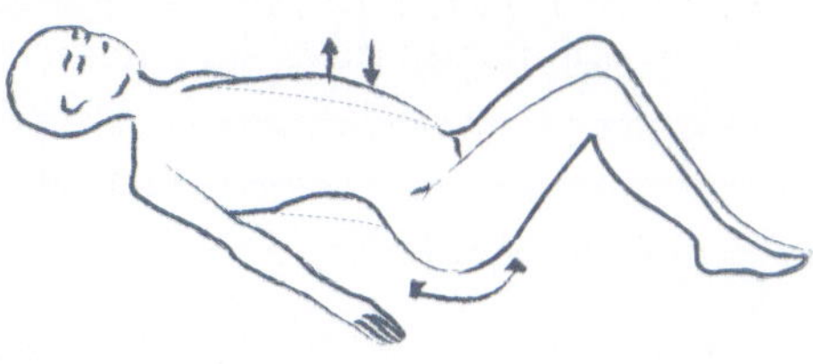

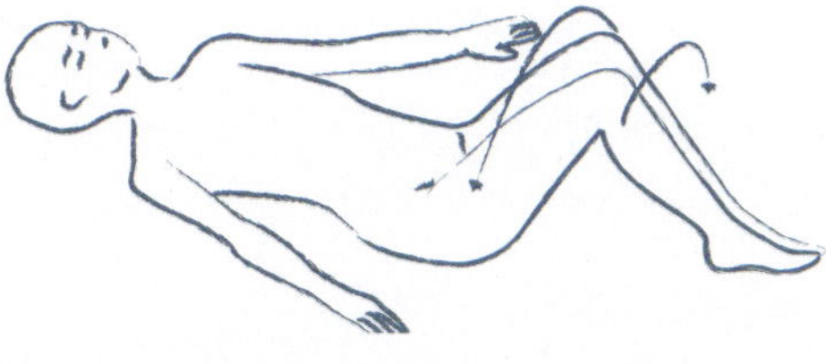

Coluna Lombar:

• Segurar os joelhos com as mãos e aproximá-los do tronco, soltando o ar, observando a coluna lombar e tocando cada vértebra no chão.

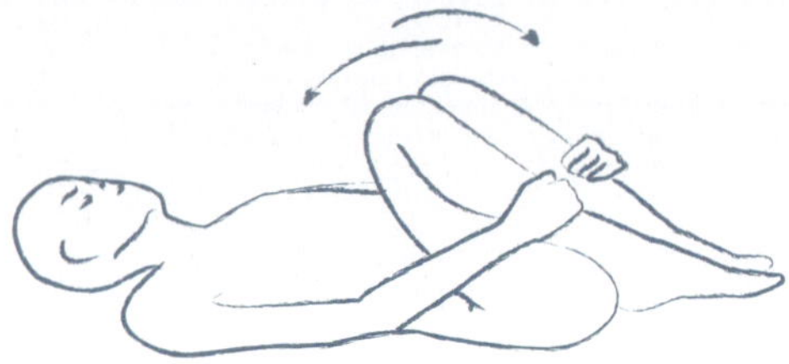

Coluna Torácica:

• Pés no chão, pernas flexionadas. Elevar o quadril e abaixá-lo lentamente, soltando o ar quando elevar o quadril, sentindo o contato do chão.

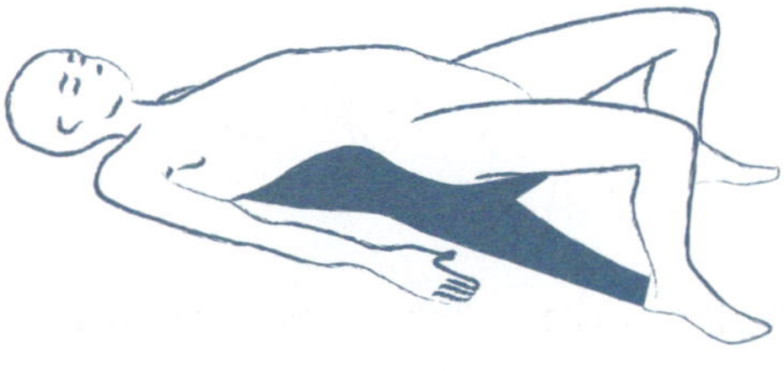

• Pressionar repetidamente, ponto a ponto, a linha média anterior, desde o púbis até a clavícula. Usar as pontas dos dedos em todo o trajeto, com exceção do plexo solar, que deve ser tocado com as eminências tenar e hipotenar.

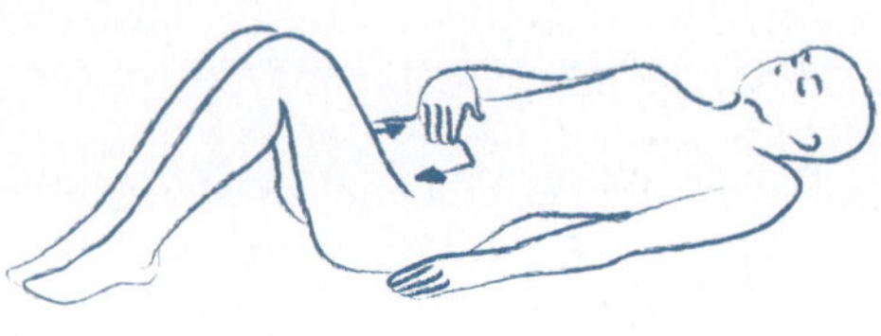

• Escolher 8 pontos à volta do umbigo – traçando duas cruzes – e pressioná-los com o polegar, no sentido horário para intestinos que funcionam normais ou presos, e no sentido anti-horário para intestinos soltos.

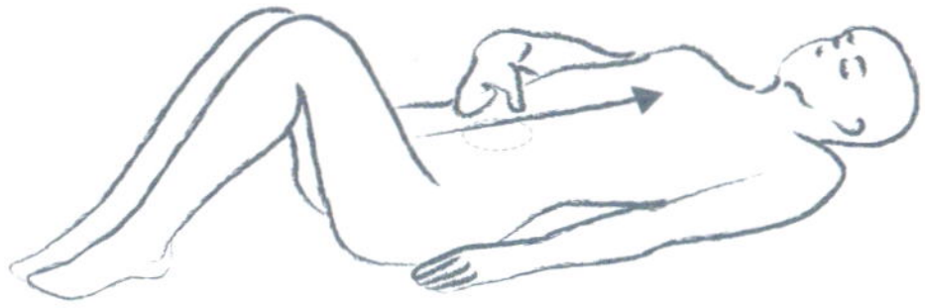

• Com as pontas dos 8 dedos, pressionar por baixo das costelas, lenta e profundamente, visando a massagem dos órgãos profundos .

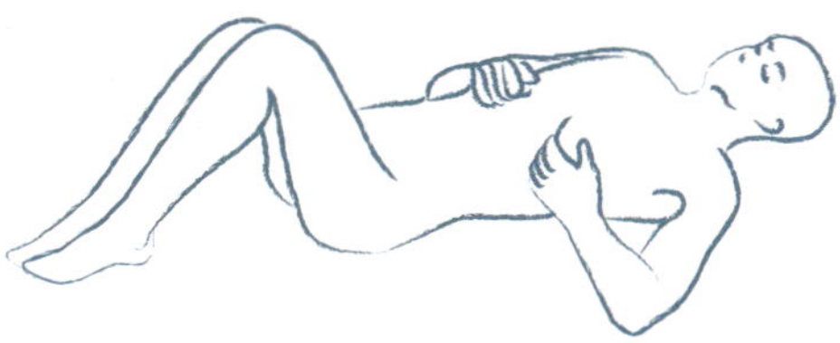

• Massagear com as pontas dos dedos os espaços intercostais.
• As meninas e senhoras, tomem cuidado especial na massagem das mamas, evitando a pressão sobre as glândulas mamárias. O movimento deve ser circular leve, com tendência a elevar a musculatura da mama.
• Massagear a clavícula, do centro para as laterais.

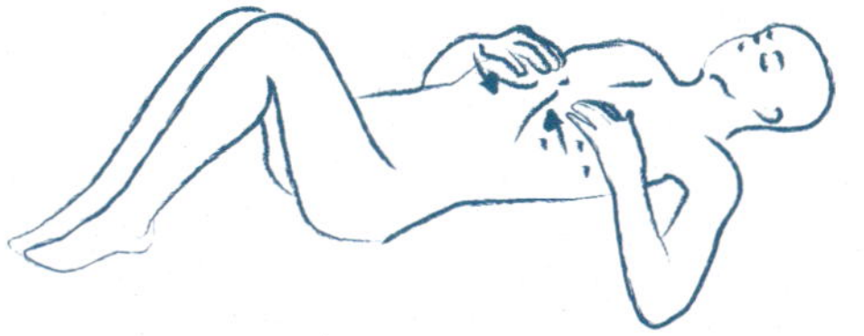

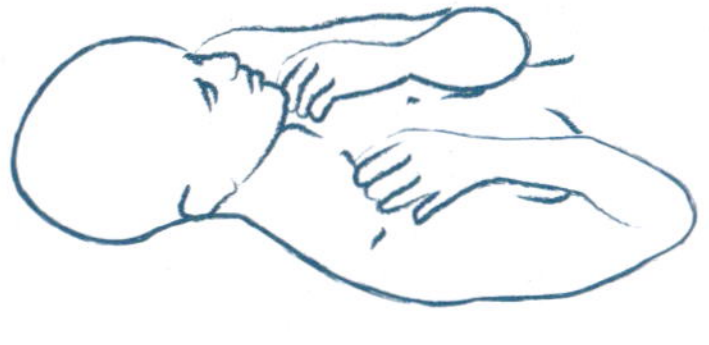

Pélvis – Coxas – Pernas:

• Deitado em decúbito dorsal, unir os pés pelas solas e afastar os joelhos. Levantá-los até a pélvis, massagear com atenção toda musculatura, ossos e tendões, observando dores e desconfortos.

• Sentar e, ainda com os pés unidos e joelhos afastados, massagear a curvatura dos pés com os polegares.

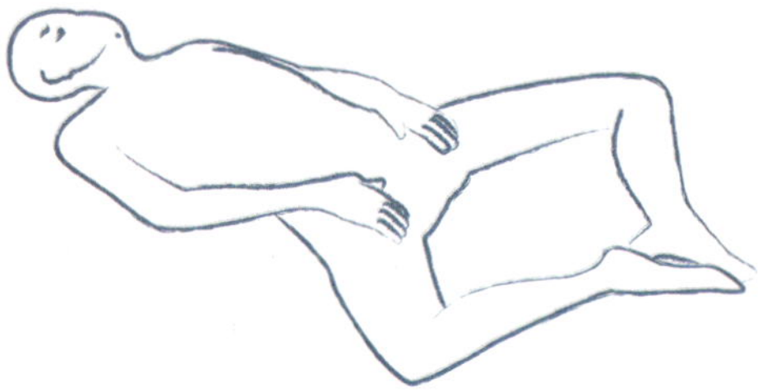

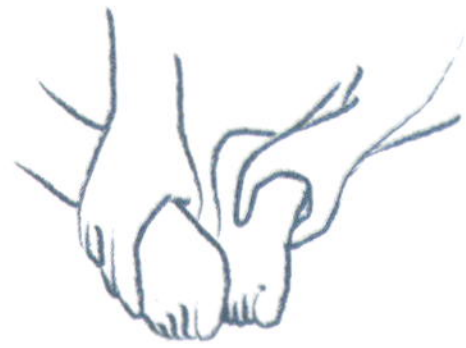

•Percutir desde o calcâneo até o alto das coxas, com as mãos fechadas e movimento ritmado. Sempre dos pés para o quadril, pela parte interna da perna e da coxa, repetidamente.

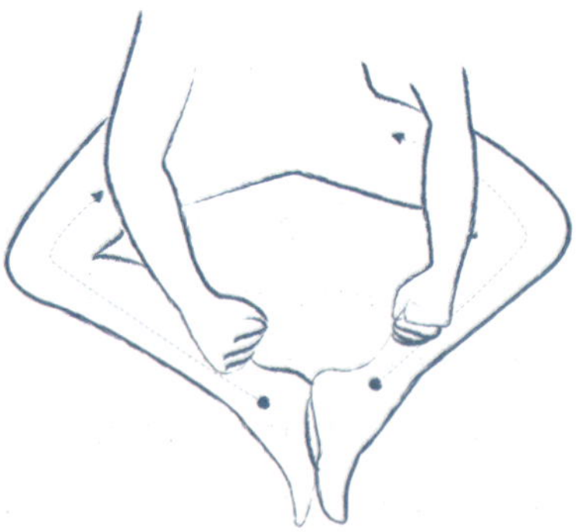

• Unir os joelhos elevados, com os pés no chão e percutir pelo lado externo da coxa e da perna, sempre do quadril para o pé, repetidamente.

• Dar atenção aos joelhos e tornozelos, tocando atentamente nestas articulações.

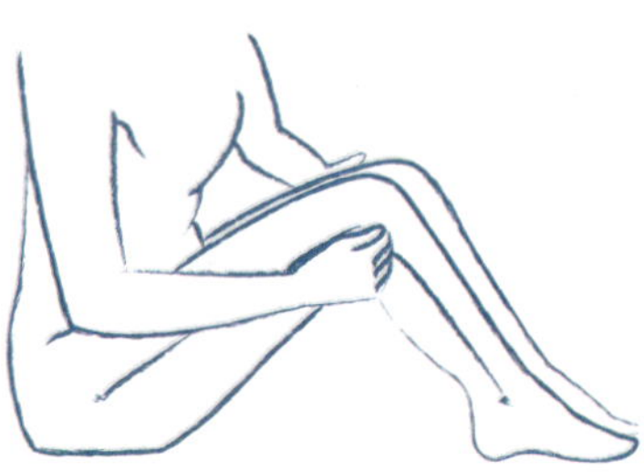

Braços:

• Iniciar com percussão da mão fechada, desde o ombro até a mão, com a palma da mão para cima.
• Voltar percutindo com a palma da mão para baixo, na face externa do braço até o ombro novamente.
• Tocar com atenção as articulações: ombro, cotovelo e pulso.
• Terminar deslizando e friccionando ligeiramente o braço e o antebraço (seguindo a corrente de energia, conforme descrição das percussões acima).

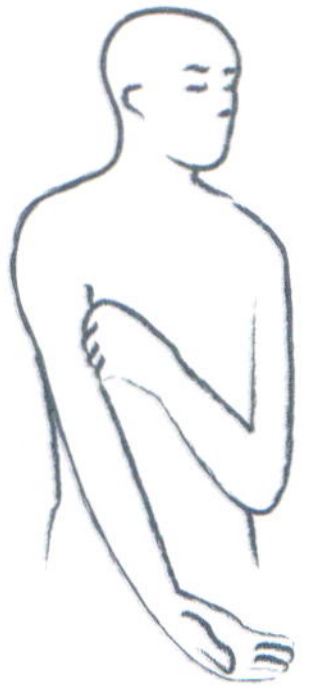

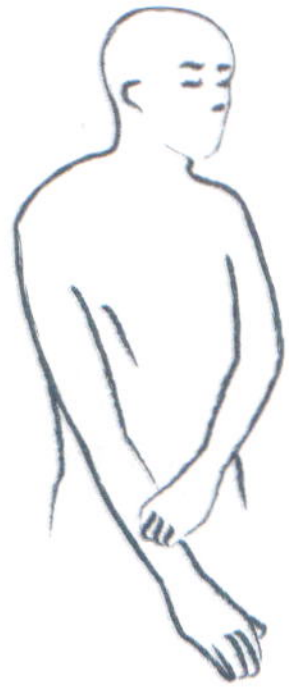

Mãos:

• Iniciar atritando bem as palmas e o dorso das mãos
• Depois cuidar dos dedos atentamente, desde a articulação com a mão até a extremidade.
•Pressionar as extremidades de cada dedo.

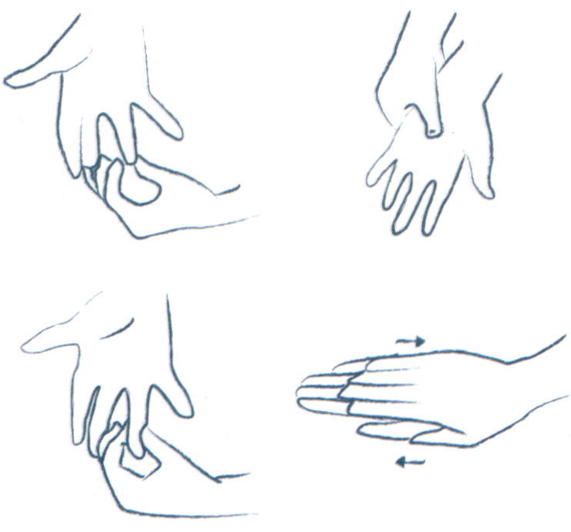

• Flexionar os dedos, pressionando as articulações entre as falanges, sem estalar propositadamente (mas se isto ocorrer não há problema), fazendo que a energia se desprenda.

• Massagear a palma da mão, ponto a ponto, principalmente o ponto mais profundo quando a mão está em concha. Terminar massageando o dorso da mão, trabalhando, longitudinalmente, entre os metacarpos,

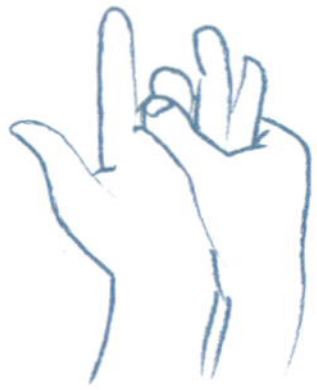

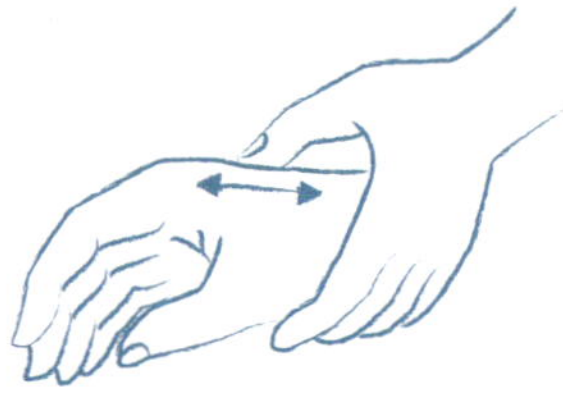

Pés:

•Iniciamos com a massagem das solas dos pés, com os polegares pressionando cada ponto, cobrindo toda a sua superfície. Percutir com a mão fechada sobre o calcâneo, e depois com a mão aberta, por toda a sola do pé.

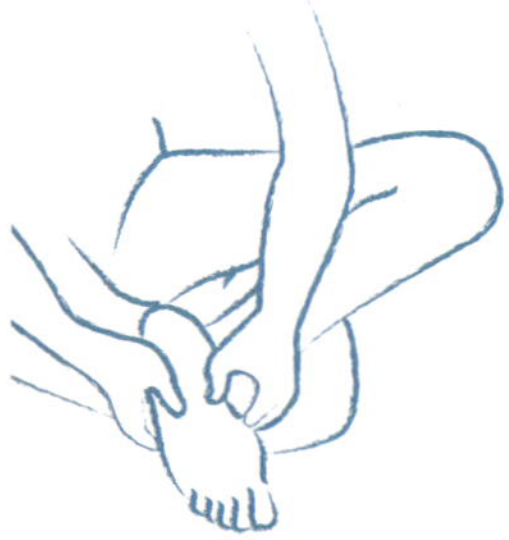

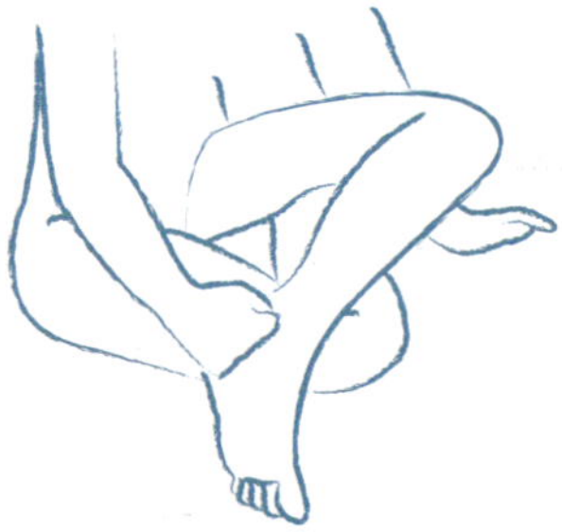

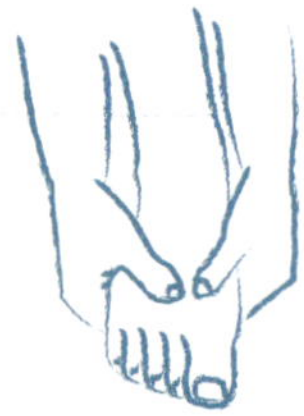

•Trabalhar os artelhos com o mesmo cuidado que os dedos da mão e de forma semelhante.

•O dorso do pé é trabalhado seguindo os espaços entre os metatarsos.

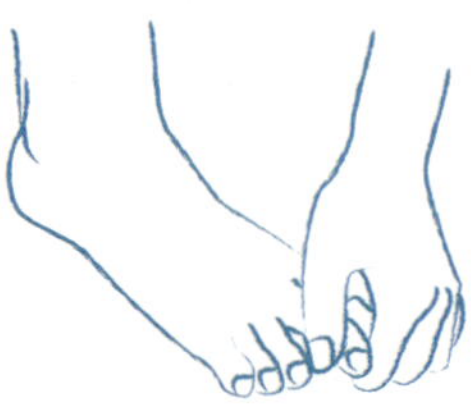

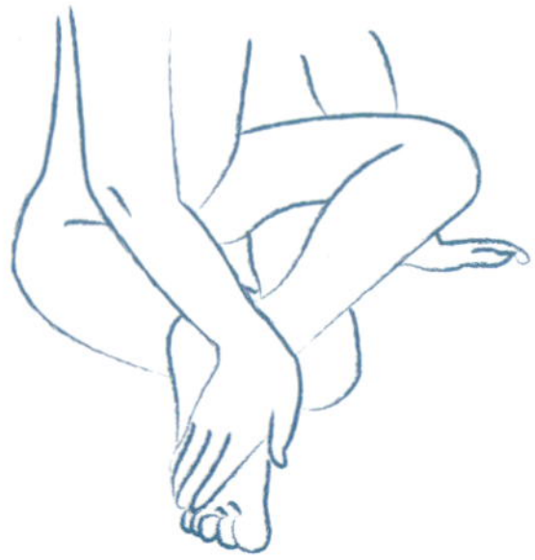

Anexo 8 – textos para reflexão

A seguir, apresentamos aos leitores os textos que utilizamos no decorrer de aproximadamente um ano no Programa de Atividades de nosso GRUPO DA FELIZ IDADE, finalizando com um momento reflexivo as atividades de vivências corporais propostas.

Foram lidos por um voluntário do grupo, ou mesmo por nós; e, após a leitura, fazia-se um fórum de discussões, no qual oportunizavamos as colocações pessoais e as impressões a respeito do que o texto nos transmitia. Era um momento único, iluminado e que em muitas ocasiões produziu lágrimas em vários participantes. Ao mesmo tempo, trabalhávamos com a leitura – uma grande arma contra a senescência e senilidade.

Obrigada aos autores, mesmo que desconhecidos, pois eles foram colaboradores desta nossa proposta de trabalho.

ORAÇÃO DO IDOSO

Bem-aventurados aqueles que compreendem meus passos vacilantes e minhas mãos trêmulas.

Bem-aventurados os que levam em conta que meus ouvidos captam as palavras com dificuldade, por isso procuram falar mais alto e pausadamente.

Bem-aventurados os que percebem que meus olhos já estão nublados e minhas reações são lentas.

Bem-aventurados os que nunca me dizem: "Você já me contou isso tantas vezes".

Bem-aventurados os que desviam o olhar, simulando não ter visto o café que por vezes derramo sobre a mesa.

Bem-aventurados os que sorriem e conversam comigo.

Bem-aventurados os que sabem dirigir a conversa e as recordações para as coisas dos tempos passados.

Bem-aventurados todos aqueles que me dedicam afeto e carinho, fazendo-me, assim, pensar em Deus. Quando entrar na eternidade, lembrar-me-ei deles, junto ao Senhor.

Bem-aventurados os que me ajudaram a atravessar a rua e não lamentaram o tempo que me dedicaram.

Bem-aventurados os que me fazem sentir que sou amado e não estou abandonado, tratando-me com respeito.

Bem-aventurados os que compreendem quanto me custa encontrar forças para carregar a minha cruz.

Bem-aventurados os que amenizam os meus últimos anos sobre a terra.

Autoria desconhecida

VIVER NÃO DÓI

Definitivo, como tudo o que é simples.

Nossa dor não advém das coisas vividas, mas das coisas que foram sonhadas e não se cumpriram.

Por que sofremos tanto por amor?

O certo seria a gente não sofrer, apenas agradecer por termos conhecido uma pessoa tão bacana, que gerou em nós um sentimento intenso e que nos fez companhia por um tempo razoável, um tempo feliz.

Sofremos por quê?

Porque automaticamente esquecemos o que foi desfrutado e passamos a sofrer pelas nossas projeções irrealizadas, por todas as cidades que gostaríamos de ter conhecido ao lado do nosso amor e não conhecemos, por todos os filhos que gostaríamos de ter tido junto e não tivemos, por todos os shows e livros e silêncios que gostaríamos de ter compartilhado, e não compartilhamos. Por todos os beijos cancelados, pela eternidade.

Sofremos não porque nosso trabalho é desgastante e paga pouco, mas por todas as horas livres que deixamos de ter para ir ao cinema, para conversar com um amigo, para nadar, para namorar.

Sofremos não porque nossa mãe é impaciente conosco, mas por todos os momentos em que poderíamos estar confidenciando a ela nossas mais profundas angústias se ela estivesse interessada em nos compreender.

Sofremos não porque nosso time perdeu, mas pela euforia sufocada.

Sofremos não porque envelhecemos, mas porque o futuro está sendo confiscado de nós, impedindo assim que mil aventuras nos aconteçam, todas aquelas com as quais sonhamos e nunca chegamos a experimentar.

Como aliviar a dor do que não foi vivido?

A resposta é simples como um verso:

Se iludindo menos e vivendo mais!!!

A cada dia que vivo, mais me convenço de que o desperdício da vida está no amor que não damos, nas forças que não usamos, na prudência egoísta que nada arrisca, e que, esquivando-se do sofrimento, perdemos também a felicidade.

A dor é inevitável.

O sofrimento é opcional.

Autoria desconhecida

RENASCER

A Fênix renasce das cinzas.

Ninguém mata a Fênix, a ave mitológica egípcia. O historiador grego Heródoto, um dos primeiros a citá-la, confessa que nunca a viu. Mas, no acreditar nos habitantes de Heliópolis, no baixo Egito, ela aparecia a cada 500 anos – proveniente da Arábia – quando morria seu pai, cujo corpo era trazido para depositar no templo do sol.

A Fênix é um dos símbolos do sol, que se incendeia todas as tardes e ressurge a cada manhã. Escreve Heródoto: "se é como a retratam – a representação da ave era comum em pinturas e esculturas dos templos do Egito –, tem as asas em parte douradas, em parte vermelhas, e em seu aspecto geral se parece com a águia, tanto na forma quanto no tamanho". Apesar de ser um nome feminino, a Fênix era sempre macho e só existia uma de cada vez.

A parte da história que fala da Fênix como uma ave que renasce continuamente das próprias cinzas é posterior. Segundo a lenda, quando sentia que seu fim estava próximo, a Fênix fazia um ninho com gravetos untados de seivas odoríferas (o romano Manílio diz que são ramos das árvores da canela e do incenso), expunha-o aos raios do sol e era tomada pelo fogo. De suas cinzas, formava-se um verme ou, segundo outras fontes, um ovo, do qual nascia uma nova Fênix. A partir daí, a ave cumpria as informações de Heródoto, transportando para Heliópolis os restos de seu pai. Apesar da origem pagã, a lenda foi popular nos primeiros tempos da Igreja, já que podia explicar – e até simbolizar – a ressurreição e a imortalidade.

Que sejamos como a Fênix: possamos renascer a cada dia para uma vida melhor.

Autoria desconhecida

POR QUE O TEMPO PARECE ACELERAR?

O cérebro humano mede o tempo por meio da observação dos movimentos.

Se alguém colocar você dentro de uma sala branca vazia, sem nenhuma mobília, sem portas ou janelas, sem relógio...você começará a perder a noção do tempo.

Por alguns dias, sua mente detectará a passagem do tempo sentindo as reações internas do seu corpo, incluíndo os batimentos cardíacos, os ciclos de sono, a fome, a sede e a pressão sanguínea.

Então...quando tempo suficiente houver passado, você perderá completamente a noção das horas, dos dias... ou anos.

Estou exagerando para efeito didático, mas em essência é o que ocorreria.

Isso acontece porque nossa noção de passagem do tempo deriva do movimento de objetos, pessoas, sinais naturais e da repetição de eventos cíclicos, como o nascer e o pôr do sol.

Se alguém tirar estes sinais sensoriais da nossa vida, simplesmente perderemos a noção da passagem do tempo.

Compreendido este ponto, há outra coisa que você tem que considerar: nosso cérebro é extremamente otimizado.

Ele evita fazer duas vezes o mesmo trabalho.

Um adulto médio tem entre 40 e 60 mil pensamentos por dia.

Qualquer um de nós ficaria louco se o cérebro tivesse que processar conscientemente tal quantidade.

Por isso, a maior parte destes pensamentos é automatizada e não aparece no índice de eventos do dia.

Para que não fiquemos loucos, o cérebro faz parecer com que nós não vimos, não sintamos e não vivenciamos aqueles pensamentos automáticos, repetidos, iguais.

Por isso, quando você vive uma experiência pela primeira vez, ele dedica muitos recursos para compreender o que está acontecendo. É quando você se sente mais vivo. Conforme a mesma experiência vai se repetindo, ele vai simplesmente colocando suas reações no modo automático e "apagando" as experiências duplicadas.

Se você entendeu estes dois pontos, já vai compreender porque parece que o tempo acelera quando ficamos mais velhos e porque os natais chegam cada vez mais rapidamente.

Quando começamos a dirigir, tudo parece muito complicado, o câmbio, os espelhos, os outros veículos...nossa atenção parece ser requisitada ao máximo. Então, um dia dirigimos trocando de marcha, olhando os semáforos, lendo os sinais ou até falando ao celular (proibido no Brasil), ao mesmo tempo. E você usa apenas uma pequena "área" da atenção para isso.

Como acontece? Simples: o cérebro já sabe o que está escrito nas placas (você não lê com os olhos, mas com a imagem anterior, na mente); O cérebro já sabe qual marcha trocar (ele simplesmente pega suas experiências passadas e usa, no lugar de repetir realmente a experiência). Em outras palavras, você não vivenciou aquela experiência, pelo menos para a mente.

Aqueles críticos segundos de troca de marcha, leitura de placa são apagados de sua noção de passagem do tempo.

Porque estou explicando isso? Que relação isso tem com a aparente aceleração do tempo? Tudo.

A primeira vez que isso me ocorreu foi quando passei três meses nas florestas de New Hampshire, Estados Unidos, morando em uma cabana.

Era tudo tão diferente, as pessoas, a paisagem, a língua, o fato de que eu tinha dores de cabeça sempre que viajava em uma estrada, porque meu cérebro ficava lendo todas as placas (eu lia mesmo, pois era tudo novidade para mim).

Foram somente três meses, mas ao final do segundo mês eu já me sentia como se estivesse há um ano longe do Brasil.

Foi quando comecei a pesquisar a razão desta diferença de percepção.

Bastou eu voltar ao Brasil e o tempo voltou a "acelerar".

Pelo menos, assim parecia.

Veja, quando você começa a repetir algo exatamente igual, a mente apaga a experiência repetida. Conforme envelhecemos, as coisas começam a se repetir – as mesmas ruas, pessoas, os mesmos problemas, desafios, programas de televisão, as mesmas reclamações...Enfim, as experiências novas (aquelas que fazem a mente parar e pensar de verdade, fazendo que seu dia pareça ter sido longo e cheio de novidades) vão diminuindo, até que tanta coisa se repete que fica difícil dizer o que tivemos de novidade na semana, no ano ou, para algumas pessoas, na década.

Em outras palavras, o que faz o tempo parecer que acelera é a **r-o-t-i-n-a.**

Não me entenda mal. A rotina é essencial para a vida e otimiza muita coisa, mas a maioria das pessoas ama tanto a rotina que, ao longo da vida, seu diário acaba sendo um livro de um só capítulo, repetido todos os anos.

O ANTÍDOTO PARA A ACELERAÇÃO DO TEMPO: "M &M"

Felizmente há um antídoto: *Mude e Marque*. Mude, fazendo algo diferente e marque, fazendo um ritual, uma festa ou registros com fotos.

Mude de paisagem, tire férias com a família (sugiro que você tire férias sempre e, preferencialmente, para um lugar quente um ano, e frio no seguinte) e marque com fotos, cartões postais e cartas.

Tenha filhos (eles destroem a rotina) e sempre faça festas de aniversário para eles e para você (marcando o evento e diferenciando o dia). Use e abuse dos rituais, para tornar momentos especiais diferentes de momentos usuais.

Faça festas de noivado, casamento, 15 anos, bodas disso ou daquilo, bota-foras, participe da formatura de sua turma, visite parentes distantes, vá a uma final de campeonato, entre na universidade com 60 anos, troque a cor do cabelo, deixe a barba, tire a barba, compre enfeites diferentes no natal, ou faça os enfeites com frutas da região e possibilite a participação das crianças, vá a shows, cozinhe uma receita nova, tirada de um livro novo.

Escolha roupas diferentes, não pinte a casa da mesma cor – faça diferente.

Beije diferente sua paixão e viva com ela momentos diferentes.

Vá a mercados diferentes, leia livros diferentes, busque experiências diferentes. Seja diferente.

Se você tiver dinheiro, especialmente se já estiver aposentado, vá com seu marido, sua esposa ou amigos para outras cidades ou países, veja outras culturas, visite museus estranhos, deguste pratos esquisitos. Em outras palavras...v-i-v-a. Porque se você viver intensamente as diferenças, o tempo vai parecer mais longo. E se tiver a sorte de estar casado (a) com alguém disposto (a) a viver e buscar coisas diferentes, seu livro será muito mais longo, muito mais interessante e muito mais...vivo...do que a maioria dos livros da vida que existem por ai.

Se você não tiver mais a esposa, ou o marido, cerque-se de amigos. Amigos com gostos diferentes, vindos de lugares diferentes, com religiões diferentes e que gostam de comidas diferentes.

Enfim, acho que você já entendeu o recado, não é?

Boa sorte em suas experiências para expandir seu tempo com qualidade, emoção, rituais e vida.

Aldo Novak

HOSPITAL DO SENHOR MENSAGEIRO

Fui ao Hospital do Senhor fazer um "*check up*" de rotina e constatei que estava doente.

Quando Jesus mediu minha pressão, verificou que estava baixa de ternura.

Ao tirar a temperatura, o termômetro registrou quarenta graus de egoísmo. Fiz um eletrocardiograma e foi diagnosticado que necessitava de uma ponte de amor, pois minha veia estava bloqueada e não estava abastecendo meu coração vazio.

Passei pela ortopedia, pois estava com dificuldade de andar lado a lado com meu irmão e não conseguia abraçá-lo, por ter fraturado o braço ao tropeçar na minha vaidade.

Constatou-se miopia, pois não conseguia enxergar além das aparências. Queixei-me de não poder ouví-lo e diagnosticou bloqueio, em decorrência das palavras vazias do dia a dia.

Obrigado Senhor, por não cobrar a consulta e pela sua grande misericórdia. Prometo, ao sair daqui, somente usar remédios naturais que me indicou e que estão no receituário de seu Evangelho.

Vou tomar, diariamente ao me levantar, chá de AGRADECIMENTO.

Ao chegar ao trabalho, beberei uma colher de sopa de BOM DIA e, de hora em hora, um comprimido de PACIÊNCIA com um copo de HUMI LDADE.

Ao chegar em casa, Senhor, vou tomar diariamente uma injeção de AMOR e, ao me deitar, duas cápsulas de CONSCIÊNCIA TRANQUIL A.

Agindo assim, tenho certeza de que não ficarei mais doente e todos os dias serão de confraternização e solidariedade.

Prometo prolongar este tratamento preventivo por toda a minha vida, para que, quando me chamar, seja por morte natural.

Obrigado Senhor e perdoe-me por ter tomado seu tempo.

Do seu eterno cliente.

Autoria desconhecida

FÁCIL ou DIFÍCIL?

Falar é completamente fácil quando se tem palavras em mente que expressem sua opinião.

Difícil é expressar por gestos e atitudes o que realmente queremos dizer.

Fácil é julgar pessoas que estão sendo expostas pelas circunstâncias.

Difícil é encontrar as razões e refletir sobre os erros delas.

Fácil é ser colega, fazer companhia a alguém, dizer o que ela deseja ouvir.

Difícil é ser amigo para todas horas e dizer sempre a verdade quando for preciso.

Fácil é analisar a situação alheia e poder aconselhar sobre ela.

Difícil é vivenciar esta situação e saber o que fazer.

Fácil é viver sem ter que se preocupar com o amanhã.

Difícil é questionar e tentar melhorar suas atitudes impulsivas, e às vezes impetuosas, a cada dia que passa.

Fácil é mentir aos quatro ventos.

Difícil é mentir para o nosso coração.
Fácil é ver o que queremos enxergar.
Difícil é saber que nos iludimos com o que achávamos ter visto.
Fácil é brincar como um tolo.
Difícil é ter que ser sério.
Fácil é dizer “oi”, ou “como vai ?”.
Difícil é dizer “adeus”.
Fácil é querer ser amado.
Difícil é amar completamente só.
Fácil é perguntar o que se deseja saber.
Difícil é estar preparado para escutar esta resposta.
Fácil é chorar ou sorrir quando der vontade.
Difícil é sorrir com vontade de chorar.
Fácil é beijar.
Difícil é entregar a alma.
Fácil é ferir quem nos ama.
Difícil é tentar curar esta ferida.
Fácil é sonhar todas as noites.
Difícil é lutar por um sonho.
Fácil é exibir sua vitória a todos.
Difícil é assumir a sua derrota com dignidade.
Fácil é viver o presente.
Difícil é se desvencilhar do passado.
Fácil é saber que se está rodeado por pessoas queridas.
Difícil é saber que está se sentindo só no meio delas.
Fácil é desfrutar a vida a cada dia.
Difícil é dar o verdadeiro valor a ela.

Autoria desconhecida

VIVENDO A VIDA

Correr e brincar como uma criança (pela importância da atividade física e da brincadeira propriamente dita).

Comer como um índio (comer menos e alimentar-se dos produtos os mais naturais possível).

Descansar como um gato (deitar-se, esticar-se e, ao levantar-se, fazer um alongamento).

Ter a persistência de um camelo (manter seus compromissos consigo mesmo).

Ter a alegria de um golfinho (o mau humor diminui a esperança de vida).

Ter a independência de um pássaro (depender o menos possível dos outros).

Ter a solidariedade de um cão (ajudar a quem cruza nosso caminho).

Fugir da sombra e da escuridão.

Não ficar apático, escondido, achando que a vida quem a vive são os outros.

É preciso voltar para o palco e viver a vida de uma maneira brilhante.

Heitor Wagner Lourenço Júnior

MORRE LENTAMENTE

Morre lentamente quem não troca de idéias, não troca de discurso, evita as próprias contradições.

Morre lentamente quem vira escravo do hábito, repetindo todos os dias o mesmo trajeto e as mesmas compras no supermercado. Quem não troca de marca, não arrisca vestir uma cor nova, não dá papo para quem não conhece.

Morre lentamente quem faz da TV o seu guru e seu parceiro diário. (Como pode 14 polegadas ocupar tanto espaço em uma vida?).

Morre lentamente quem evita uma paixão, quem prefere o "preto no branco" e os "pingos nos is" a um turbilhão de emoções indomáveis – justamente as que resgatam brilho nos olhos, sorrisos e soluços, coração aos tropeços, sentimentos.

Morre lentamente quem não vira a mesa quando está infeliz no trabalho, quem não troca o certo pelo incerto atrás de um sonho, quem não se permite, uma vez na vida, fugir dos conselhos sensatos.

Morre lentamente quem não viaja, quem não lê, quem não ouve música, quem não acha graça de si mesmo.

Morre lentamente quem destrói seu amor próprio, quem não se deixa ajudar.

Morre lentamente quem passa os dias queixando-se da má sorte ou da chuva incessante, desistindo de um projeto antes de iniciá-lo, não perguntando sobre um assunto que desconhece e não respondendo quando lhe indagam o que sabe.

Evitemos a morte em suaves prestações, lembrando sempre que estar vivo exige um esforço bem maior do que simplesmente respirar!

VIVA INTENSAMENTE HOJE!

Autoria desconhecida

METADE

Que a força do medo que tenho não me impeça de ver o que anseio.

Que a morte de tudo em que acredito não me tape os ouvidos e a boca.

Porque metade de mim é o que eu grito, mas a outra metade é silêncio.

Que a música que eu ouço ao longe seja linda, ainda que tristeza.

Que a mulher que eu amo seja pra sempre amada, mesmo que distante.

Porque metade de mim é partida, mas a outra metade é saudade.

Que as palavras que eu falo não sejam ouvidas como prece, e nem repetidas com fervor; apenas respeitadas, como a única coisa que resta a um homem inundado de sentimentos.

Porque metade de mim é o que ouço, mas a outra metade é o que calo.

Que essa minha vontade de ir embora se transforme na calma e na paz que eu mereço. E que essa tensão que me corrói por dentro seja um dia recompensada.

Porque metade de mim é o que penso, mas a outra metade é um vulcão.

Que o medo da solidão se afaste, e que o convívio comigo mesmo se torne ao menos suportável.

Que o espelho reflita em meu rosto um doce sorriso que me lembro ter dado na infância.

Porque metade de mim é a lembrança do que fui, a outra metade eu não sei.

Que não seja preciso mais do que uma simples alegria para me fazer aquietar o espírito. E que o teu silêncio me fale cada vez mais.

Porque metade de mim é abrigo, mas a outra metade é cansaço.

Que a arte nos aponte uma resposta, mesmo que ela não saiba. E que ninguém a tente complicar porque é preciso simplicidade para fazê-la florescer.

Porque metade de mim é platéia, e a outra metade é canção.

E que a minha loucura seja perdoada.

Porque metade de mim é amor, e a outra metade... também.

Oswaldo Montenegro

ESQUECERAM QUE EXISTE ENVELHESCÊNCIA

Se você está entre 45 e 65 anos, preste bastante atenção no que se segue. Se você for mais novo, preste também, porque um dia vai chegar lá. E se já passou, confira.

Sempre me disseram que a vida do homem se dividia em quatro partes: infância, adolescência, maturidade e velhice. Quase correto, esqueceram de nos dizer que entre a maturidade e a velhice existe a envelhescência.

A envelhescência nada mais é do que uma preparação para a maturidade. Engana-se quem acha que o homem maduro fica velho de repente, assim, da noite para o dia. Não antes da envelhescência. E se você está em plena envelhescência, já notou como ela é parecida com a adolescência? Coloque os óculos e veja como este nosso estágio é maravilhoso.

Nós envelhecemos também mudamos o nosso ritmo de falas, o nosso timbre. Os adolescentes querem falar mais rápido, os envelhescentes querem falar lentamente.

Os adolescentes vivem a sonhar com o futuro, os envelhescentes vivem a falar do passado. Bons tempos.

Os adolescentes não entendem os adultos e acham que ninguém os entende. Nós envelhescentes também não os entendemos. “Ninguém me entende” é uma frase típica dos envelhescentes.

Ambos adoram deitar e levantar tarde.

O adolescente adora assistir a um show de um artista envelhescente (Caetano, Chico, Mick Jagger). O envelhescente adora assistir a um show de um artista adolescente (Daniela Mercury).

O adolescente faz de tudo para aprender a fumar. O envelhescente pagaria qualquer preço para deixar o vício. Ambos bebem escondidos.

Adolescência vai dos 10 aos 20 anos, a envelhescência dos 45 aos 65. Depois, sim, virá a velhice, que nada mais é do que a maturidade do envelhescente.

Daqui a alguns anos, quando insistirmos em não sair da envelhescência para entrar na velhice, vão dizer: é um eterno envelhescente! Que bom.

Mario Prata

CINQUENTÕES

– Não, não se faz mais velhos como antigamente.

– É verdade. Não se faz.

– Veja você. Você está com 54. Lembra quando você era jovem, 54 era um velhinho, não era?

– Avô, avô......

– Então. E as mulheres de 54?

– Bisavós, bisavós.....

– Não exagera. Avós, também. Aliás, mulher de 40 já tava velhinha. Todas de preto. Iam à igreja. A mãe da gente tinha 40, né? Era uma santa, né? Imagina se fazia o que as de 40 fazem hoje...

– Onde é que você quer chegar?

– É que a nossa geração mudou tudo. Mudou até a velhice. A gente é de uma turma que rompeu com tudo. Esse negócio de Beatles, Rolling Stone, pílula, tropicalismo, isso fez mudar tudo.

– Prossiga.

– É que a gente mudou os velhos que a gente ia ser. Veja a sua roupa. Você esta vestido igual a um cara de 20, 30 anos. Você não está de terno e gravata como os cinqüentões de antigamente.

– Você está é justificando a nossa velhice.

– Que velhice, cara! Você hoje faz tudo que um cara de 20 faz.

– Mais ou menos, mais ou menos.

– A nível comportamental.....

– A nível, cara?

– Desculpa, mas comportalmente falando, ficou tudo igual. O cara de hoje, com 50, não se comporta mais como um cara de 50 dos anos 50. Nivelou, entendeu?

– Explica melhor.

– As meninas também. As nossas amigas de 40, por exemplo.

– Melhor não citar nomes.

– É que hoje elas fazem coisas que a gente não poderia imaginar que a mãe da gente fizesse com a idade delas. Estão todas aí, inteiraças. Liberadas, está entendendo? Mandando ver. E nós também. Fora que tem o Viagra que - dizem, dizem - vai segurar mais pra frente.

– Você já usou?

– O que?

– Viagra.

– O que é isso cara? Ouvi falar, ouvi falar. Mesmo porque não se conhece ninguém no mundo que assuma que já tomou. Parece que existe um acordo lá entre eles. Ninguém conta. É de lei. Mas não desvia o assunto. Eu não estou falando no desempenho sexual. Estou falando de cabeça. Nivelou tudo. E, pra nossa sorte, nivelou por baixo. Veja a roupa do seu filho. Igual à sua. Antigamente um cara de 23 se vestia completamente diferente de um cara de 53. Ou você alguma vez viu o seu pai de tênis? Acho que até para jogar tênis ele devia jogar de sapato.

– Se a gente então não está velho, vai ficar velho quando?

– Pois é aí que eu quero chegar. Não existe mais a velhice. Nos anos 60 a gente fez tanta zorra que, sem querer, garantimos o nosso futuro sem velhice. Pode escrever aí. Não existe mais velhice.

– Ficamos imortais?

– Quase. Antigamente o sujeito começava a morrer mais cedo. Ficava uns 10, 15 anos morrendo. Agora não, ele vai ficar até os 80, 90. Daí ele fica doente e morre logo. Acabou a agonia. Pensa bem: a gente está com 50. Temos mais uns 30 pela frente. Firmes. É isso, cara: não existe mais a velhice. E fomos nós quem detonamos com ela.

– Mas tem o cabelo branco, as rugas, a barriguinha.....

– Detalhes, cara, detalhes. O cabelo branco, as rugas e a barriguinha hoje em dia são encarados como charme. Mesmo porque os cabelos não ficam mais tão brancos como nos nossos pais. E as rugas também. Os velhos estão cada vez com menos rugas. E pra barriguinha estão aí as academias. Tem fórmulas.

– E isso vale também para as mulheres, né?

– Principalmente. Eu estava falando das nossas amigas de 40. Pega as de 50. Tudo com corpinho de 30. Cabeça de 20. Tão até melhores do que nós, cara.

– Peraí, a sua namorada não tem nem 30.

– E isso me preocupa. Tem cabeça de 50. De 50 das antigas. O que serve para a nossa geração, não serve para a nova geração. Resumindo: não existe velhice para a nossa geração. A gente batalhou isso. Agora essa nova geração que vem aí vai envelhecer. Se ela quiser continuar a ser como a gente, vai acabar sendo igual aos nossos pais, como diria o grande Belchior.

– Eu não estou entendendo aonde você quer chegar.

– Quero chegar nos 90. Me passa o uísque. Me passa o fumo. Me passa o Viagra. Me passa a saudade que tenho dos meus 20 anos. Me passa a vida a limpo. E mete os Beatles aí na radiovitrola. Help, please.

Mario Prata

AS MULHERES DE 50 E 60

Olha eu aqui, outra vez. A bronca das mulheres desta faixa foi maior do que a minha decisão de não falar delas. E não ia falar mesmo, até que uma, de Maceió, me convenceu:

– São as mulheres da sua geração! Encara!

É verdade, dona Geórgia. Como deixar de lado tantas Marias? É Maria Lúcia, Maria Eunice, Maria Teresa, Rosa Maria, Maria do Carmo, algumas (mais velhas) Maricotas, outras Maria Regina, sem falar nas Tânia Maria e tantas Zezés que na verdade eram Maria José.

E, como a mais famosa das Marias, casaram virgens. Perder a virgindade era pecado contra uns três ou quarto mandamentos. Iriam diretamente para inferno, sem nem mesmo um *pit stop* no purgatório. Havia algumas – pouquíssimas – que se deixavam seduzir, ou seja, deixavam o noivo "fazer mal a elas". Mal ??? E ai delas se não casassem com o malfeitor. Ficavam eternamente conhecidas na cidade como "fáceis" e aí *bye-bye* casamento.

Talvez tenham sido as duas últimas gerações de brasileiras que foram criadas à imagem da mãe e continuaram suas vidas de casadas exatamente iguais ao modelo materno. Exatamente.

Foram criadas com três finalidades (isso lá pelos anos 40 e 50): debutar, fazer o curso normal (para ser professora) e arrumar um bom partido. Não partido político, mas econômico. Naquele tempo, bom partido eram os médicos, engenheiros, dentistas, advogados, funcionários do Banco do Brasil e, é claro, os herdeiros. Principalmente os de fazendas.

O mais incrível daquelas meninas é que se transformavam em mulheres, em senhoras velhas no dia seguinte ao casamento. Trocavam a calça faroeste pelo tailleur-cinza, de preferência; o Elvis pelo Sinatra e, depois, pela música de elevador; saíam para ver o comércio e faziam visitas, acompanhadas pelos maridos. Eu observava todas aquelas minhas amigas se casando e não mais nos dando dois beijinhos. Como disse o Tenório de Oliveira Lima, as mulheres dessa geração não casavam com o marido, mas sim com o casamento.

E foram para a cozinha. Dar ordens para as empregadas, exatamente como suas mães. Poucas enfrentaram o marido. Trabalhar fora, nem morta. Ou talvez morta.

E hoje são mulheres infelizes? Não, nada disso. Estão todas numa boa. As que resolveram viver igual às suas mães não sabem o que perderam dos anos 60 pra cá. E uma outra boa parte partiu pra briga; se separaram e viraram até prefeitas, senadoras, chefonas da Globo. Grandes escritoras, fotógrafas, executivas. Algumas, lésbicas.

O mais interessante é que destas mulheres, agora avós, nenhuma ensina as netas como foram educadas pelas suas mães. São todas jovens avós que dão toda a liberdade para as netas. Como se elas, agora com 50 ou 60, estivessem finalmente, e sem culpa, se reeducando.

São bonitas as mulheres da minha idade. Mas como sofreram nas mãos dos seus maridos da minha geração. Pouco sobreviveram as nossas idiotices e idiossincrasias. Mas as que enfrentaram o estilo de casamento dos seus pais (modelito começo do século XX) andam por aí, de cabeça erguida, levando netinhas para comer doce fora de hora. E malhando legal. Mas o momento da vida que estas senhoras, hoje entre 50 e 70 anos, jamais esquecem foi o momento do Baile de Debutantes: o momento mais feliz da vida delas foi aquele dia (a rigor, mesmo nas pequenas cidades do interior), e aquela foto dela de branco, vestido longo, descendo uma escadaria em curva, segurando num corrimão.

Como se, depois do último degrau, ela não precisasse fazer mais nada na vida.

E foram felizes para sempre?

Mario Prata

AS MULHERES DE 80

Vinícius de Moraes, agora com 90 anos, poderia cantarolar "olha que coisa mais linda, mais cheia de graça, é uma velhinha que vem e que passa, num doce balanço, a caminho do lar". Se ainda existe uma mulher do lar, ela tem 80 anos. Principalmente no nosso lar.

Me responda: existe alguma coisa mais bonita do que ver uma senhora de 80 anos, aqueles cabelos brancos (mulher honesta de 80 não pinta mais os cabelos), caminhando pela rua de mãos dadas com o marido, bem mais trôpego do que ela?

Quantas vidas existem naquelas duas mãos entrelaçadas?

Quantos filhos, netos e bisnetos? Quanta vida, quanta história. Quanta gente aquela mulher de 80 colocou no mundo? E agora lá vai ela, caminhando, sem pressa nenhuma, sabe lá onde. Ela e o homem dela. Eternos enquanto durarem.

É, já não se faz mais mulheres como as de 80. Perdemos a fórmula e esquecemos, quase sempre, que elas existem. Mulher de um só amor, de uma só dedicação.

As mulheres de 80 se dividem basicamente em três categorias: as ainda casadas (como sofreram com seus maridos há algumas décadas), as viúvas (como sofreram com a morte do marido) e as com o mal de Alzheimer (que não sofrem, porque não sabem mais).

O incrível é que a gente olha para uma velhinha e pensa que ela não saca mais nada. Que está apenas sentada alí na porta, esperando o próprio enterro passar. Ledo e lerdo engano. Aquela que faz aniversário, com filhos, netos e bisnetos em volta. Olha ela lá, na dela, sentada na cadeira, olhando o nada. Engana-se, minha filha. Ela está percebendo tudo. Ela sabe o que está rolando na festinha da bisa. Sabe quem trai quem, quem deve pra quem, quem odeia quem, dentro de seus próprios descendentes. Mas ninguém dá bola pra ela.

A mulher de 80 é a mais sábia das mulheres.

Ela já teve 30 achando que sabia de tudo. Chegou aos 40 pensando: agora é que eu sei. E aí foi indo até chegar alí. Cada vez conhecendo mais o mundo e as pessoas do mundo. Quando vê o Bush dizendo besteira na televisão, ninguém lhe pergunta o que achou. Tem certeza que ela vai dizer bobagem. Mas, se ousarem vão ouvir uma frase curta, perfeita, exata. Quase filosófica. As mulheres de 80 filosofam. Infelizmente ninguém ouve.

Você deve achar que uma velhinha não pensa em sexo. Imagine! Então me diga em que idade ela parou, se sempre pensou cada vez mais, durante os 20, 30, 40 etc. Será que chegou a uma idade e ela disse para ela mesma: hoje vou parar de pensar em sexo? Negativo. Pensa, e muito. Tenho uma parente que morreu aos 87 anos se masturbando. Feliz e sem a menor culpa, apesar de ir todo domingo à missa. Sábia, descobriu que o prazer não pode ser pecado. Deve estar no céu, a danadinha. Cantando os anjos, com ou sem trombetas.

Quanto àquelas que têm o mal de Alzheimer (antigamente eram apenas caducas; pioraram o nome e não arrumaram o remédio) não sabem o que está acontecendo no mundo. Sua mente não guarda nada do presente (o que tem lá suas vantagens), mas se lembram do passado como se fosse ontem. Pergunte sobre o baile de debutantes, como foi que ela conheceu o marido dela, daquela famosa quadrilha, das fofocas familiares dos anos 30. Um diário do passado vai invadir a sua cabeça e seus olhos vão ficar brilhando.

Ah, as mulheres de 80 com seus cabelos brancos, seus óculos redondos, seu terço e sua caixinha de remédios. Sábias, filósofas, boas. Gente finíssima.

Mario Prata

A BAGAGEM

Existe um personagem de desenhos animados infantis que tem um certo toque de mistério e magia. Seu nome é Gato Félix. Em todo lugar que vai, ele leva a sua maleta. É uma maleta especial, pequena. E tudo o que ele deseja, tira da dita maleta.

Se for hora do lanche, ele encontra frutas, sanduíches e sucos. Se necessitar fazer um conserto, as ferramentas lá estão. Sempre as certas e precisas. Se chover de repente, basta abrir a maleta para encontrar capa, guarda-chuva, botas. E assim em qualquer situação.

Cada um de nós também possui uma pequena mala de mão em nossa vida, mais ou menos parecida com a do personagem infantil.

Quando a vida começa, temos em mãos a pequena mala. À medida que os anos passam, a bagagem dentro dela vai aumentando. É que vamos colocando tudo o que recolhemos pelo caminho. Algumas coisas muito importantes. Outras, nem tanto. Muitas dispensáveis. Chega um momento em que a bagagem começa a ficar insuportável de ser carregada. Pesa demais. Neste momento, o melhor mesmo é aliviar o peso, esvaziar a mala.

Você examina o conteúdo e vai pondo para fora: *amor, amizade*. Curioso, não pesam nada. Depois você tira a *raiva*. Como ela pesa! Na seqüência, você tira a *incompreensão*, o *medo*, o *pessimismo*. Nesse momento, você encontra o *desânimo*. Ele é tão grande que, ao tentar tirá-lo, ele é que quase o puxa para dentro da mala. Por fim, você encontra um *sorriso*. Bem lá no fundo, quase sufocado. Pula para fora outro *sorriso*. E mais outro.

Aí você encontra a *F-E-L-I-C-I-D-A-D-E* !!! Mas ainda tem mais coisas dentro da mala.

Você remexe e encontra a *tristeza*. É bom jogá-la fora. Depois, você procura a *paciência* dentro da mala. Vai precisar bastante dela. E também procura a *força*, a *esperança*, a *coragem*, o *entusiasmo*, o *equilíbrio*, a *responsabilidade*, a *tolerância* e o bom e velho *humor*. A *preocupação* que você encontrar, deixe de lado. Depois você pensa no que fazer com ela.

Bem, agora que você tirou tudo da sua mala, deve arrumar toda a bagagem. Pense bem no que vai colocar lá dentro de novo.

... Isso é com você!!!!

E depois de toda a bagagem pronta, o caminho recomeçado, lembre de repetir a arrumação vez ou outra. O caminho é longo até chegar ao final da jornada, e você terá que carregar a mala o tempo todo. E, quando chegar do outro lado, é bom que em sua bagagem tenha o máximo de coisas positivas

– como *boas obras*, *amizades*, *carinho*, *amor*. Porque isso tudo não pesa na sua bagagem aqui na terra. Mas quando for colocada na balança da justiça, para além da existência física, pesará, e muito, positivamente.

A vida é uma grande viagem. Durante um tempo excursiona-se pelas paisagens terrenas. É um período para estudar, trabalhar, progredir. Um dia, retorna-se para a estação espiritual. É o momento de contar as conquistas e as perdas. Os erros e os acertos.

Que a nossa bagagem, nesse dia, possa estar repleta de *virtudes*, do *bem praticado* e de *afetos conquistados* para nossa própria e grande *felicidade*.

Autoria desconhecida

UMA PROFISSÃO DIFERENTE

Uma mulher chamada Anne foi renovar a sua carteira de motorista. Pediram-lhe para informar qual era a sua profissão. Ela hesitou, sem saber bem como se classificar.

– "O que eu pergunto é se tem um trabalho", insistiu o funcionário.

– "Claro que tenho um trabalho", exclamou Anne, "Sou mãe."

– "Nós não consideramos 'mãe' um trabalho. Vou colocar "Dona de casa", disse o funcionário friamente.

Não voltei a lembrar-me desta história até o dia em que me encontrei em situação idêntica. A pessoa que me atendeu era obviamente uma funcionária de carreira, segura, eficiente, dona de um título solene.

"Qual é a sua ocupação?" perguntou.

Não sei o que me fez dizer isto; as palavras simplesmente saltaram-me da boca para fora:

"Sou Doutora em Desenvolvimento Infantil e em Relações Humanas".

A funcionária fez uma pausa, a caneta de tinta permanente a apontar para o ar, e olhou-me como quem diz que não ouviu bem.

Eu repeti pausadamente, enfatizando as palavras mais significativas.

Então reparei como ela maravilhada, ia escrevendo, com tinta preta, no questionário oficial.

"Posso perguntar", disse-me ela com novo interesse, "o que faz exatamente?"

Calmamente, sem qualquer traço de agitação na voz, ouvi-me responder:

"Desenvolvo um programa a longo prazo (qualquer mãe faz isso), em laboratório e no campo experimental (normalmente eu teria dito dentro e fora de casa). Sou responsável por uma equipe (minha família) e já recebi quatro projetos (todas meninas). Trabalho em regime de dedicação exclusiva (alguma mulher discorda???), o grau de exigência é no nível de 14 horas por dia (para não dizer 24...).

Houve um crescente tom de respeito na voz da funcionária que acabou de preencher o formulário, se levantou e pessoalmente me abriu a porta.

Quando cheguei em casa, com o título da minha carreira erguido, fui recebida pela minha equipe - uma com 13 anos, outra com 7 e outra com 3. Do andar de cima, pude ouvir o meu novo experimento – uma bebê de seis meses – testando uma nova tonalidade de voz.

Senti-me triunfante! Maternidade... que carreira gloriosa!

Assim, as avós deviam ser chamadas: "Doutora-Senior em Desenvolvimento Infantil e Relações Humanas", as bisavós: "Doutora-Executiva- Senior" e as tias: "Doutora-Assistente". Não concorda comigo?!

Escrito por uma mãe...

VINTE LIÇÕES PARA VIVER MELHOR

1. No máximo a cada duas horas de trabalho faça pausas de dez minutos. Repita estas pausas na vida diária e pense em você, analisando suas atitudes.

2. Aprenda a dizer NÃO sem sentir culpa ou achar que magoou alguém. Querer agradar a todos é um desgaste enorme.
3. Planeje o seu dia, mas deixe sempre um bom espaço para o improviso, consciente de que nem tudo depende de você.
4. Concentre-se em apenas uma tarefa de cada vez. Por mais ágeis que sejam os seus quadros mentais, você se exaure.
5. Esqueça de uma vez por todas, que você é imprescindível. No trabalho, em casa, no grupo habitual. Por mais que isso lhe desagrade, tudo anda sem a sua atuação, a não ser você mesmo.
6. Abra mão de ser o responsável pelo prazer de todos. Não é você a fonte dos desejos, o eterno mestre de cerimônias.
7. Peça ajuda sempre que necessário, tendo o bom senso de pedir às pessoas certas.
8. Diferencie problemas reais de problemas imaginários e elimine-os, porque são pura perda de tempo e ocupam um espaço mental precioso para coisas mais importantes.
9. Tente descobrir o prazer de fatos cotidianos – como dormir, comer e tomar banho – sem também achar que é o máximo a se conseguir na vida.
10. Evite se envolver na ansiedade e tensão alheias.
11. Família não é você, ela está junto de você, compõe o seu mundo; mas não é a sua própria identidade.
12. Entenda que princípios e convicções fechados podem ser um grande peso, a trava do movimento e da busca.
13. É preciso ter sempre alguém em que se possa confiar e com quem se possa falar abertamente, próximo de você ou, no máximo, num raio de cem quilômetros. Não adianta estar mais longe.
14. Saiba a hora certa de sair de cena, de retirar-se do palco, de deixar a roda. Nunca perca o sentido da importância sutil de uma saída discreta.

15.Não queira saber se falaram mal de você, e nem se atormente com esse lixo mental. Escute o que falaram bem, com reserva analítica, sem qualquer convencimento.

16.Competir no lazer, no trabalho, na vida a dois, é ótimo... para quem quer ficar esgotado e perder o melhor.

17.A rigidez é boa na pedra, não no homem. A ele cabe firmeza, o que é muito diferente.

18.Uma hora de intenso prazer substitui, com folga, três horas de sono perdido. O prazer recompõem mais que o sono. Logo, não perca uma oportunidade de divertir-se.

19.Não abandone suas três grandes e inabaláveis amigas: a intuição, a inocência e a fé.

20.Entenda de uma vez por todas, definitivamente e conclusivamente, você é aquilo que fizer de você mesmo!!!

George Ivanovitch Gurdjieff (pensador russo)

NÃO PERCA...

Que você não perca o ROMANTISMO, mesmo sabendo que as rosas não falam.

Que você não perca o OTIMISMO, mesmo sabendo que o futuro que nos espera não é assim tão alegre.

Que você não perca a VONTADE DE VIVER, mesmo sabendo que a vida é, em muitos momentos, dolorosa.

Que você não perca a vontade de TER GRANDES AMIGOS, mesmo sabendo que, com as voltas do mundo, eles acabam indo embora de nossas vidas.

Que você não perca a vontade de AJUDAR AS PESSOAS, mesmo sabendo que muitas delas são incapazes de ver, reconhecer e retribuir esta ajuda.

Que você não perca o EQUILÍBRIO, mesmo sabendo que inúmeras forças querem que você caia.

Que você não perca a VONTADE DE AMAR, mesmo sabendo que a pessoa que você mais ama pode não sentir o mesmo sentimento por você.

Que você não perca a LUZ e o BRILHO NO OLHAR, mesmo sabendo que muitas coisas que verá no mundo escurecerão seus olhos.

Que você não perca a GARRA, mesmo sabendo que a derrota e a perda são dois adversários extremamente perigosos.

Que você não perca o SENTIMENTO DE JUSTIÇA, mesmo sabendo que o prejudicado possa ser você.

Que você não perca o seu FORTE ABRAÇO, mesmo sabendo que um dia seus braços estarão fracos.

Que você não perca a BELEZA e a ALEGRIA DE VER, mesmo sabendo que muitas lágrimas brotarão dos seus olhos e escorrerão por sua alma.

Que você não perca o AMOR POR SUA FAMÍLIA, mesmo sabendo que ela muitas vezes te exige esforços incríveis para manter a sua harmonia.

Que você não perca a vontade de DOAR ESTE ENORME AMOR que existe em seu coração, mesmo sabendo que muitas vezes ele será submetido e até rejeitado.

Que você não perca a vontade de SER GRANDE, mesmo sabendo que o mundo é pequeno.

E acima de tudo... Que você jamais se esqueça que Deus te ama infinitamente, que um pequeno grão de alegria e esperança dentro de cada um é capaz de mudar e transformar qualquer coisa, pois...

A VIDA É CONSTRUÍDA NOS SONHOS E CONCRETIZADA NO AMOR!

Autoria desconhecida

CURRICULUM VITAE

Eu já dei risada até a barriga doer, já nadei até perder o fôlego, já chorei até dormir e acordei com o rosto desfigurado.

Já fiz cosquinha na minha irmã só pra ela parar de chorar, já me queimei brincando com vela. Eu já fiz bola de chiclete e melequei todo o rosto, já conversei com o espelho e até já brinquei de ser bruxo.

Já quis ser astronauta, violonista, mágico, caçador e trapezista.

Já me escondi atrás da cortina e esqueci os pés pra fora.

Já passei trote por telefone, já tomei banho de chuva e acabei me viciando.

Já roubei beijo. Já fiz confissões num quarto escuro pro melhor amigo antes de dormir. Já confundi sentimentos. Peguei atalho errado e continuo andando pelo desconhecido.

Já raspei o fundo da panela de arroz carreteiro, já me cortei fazendo a barba apressado, já chorei ouvindo música no ônibus.

Já tentei esquecer algumas pessoas, mas descobri que essas são as mais difíceis de se esquecer.

Já subi escondido no telhado pra tentar pegar estrelas, já subi em árvore pra roubar fruta, já caí da escada de bunda.

Conheci a morte de perto e agora anseio por viver cada dia.

Já fiz juras eternas, já escrevi no muro da escola, já chorei sentado no chão do banheiro, já fugi de casa pra sempre e voltei no outro instante.

Já saí pra caminhar sem rumo, sem nada na cabeça, ouvindo estrelas.

Já corri pra não deixar alguém chorando, já fiquei sozinho no meio de mil pessoas sentindo falta de uma só.

Já vi pôr-do-sol cor-de-rosa e alaranjado, já me joguei na piscina sem vontade de voltar, já bebi uísque até sentir dormentes os meus lábios, já olhei a cidade de cima e mesmo assim não encontrei meu lugar.

Já senti medo do escuro, já tremi de nervoso, já quase morri de amor, mas renasci novamente pra ver o sorriso de alguém especial. Já acordei no meio da noite e fiquei com medo de levantar. Já apostei em correr descalço na rua, já gritei de felicidade, já roubei rosas num enorme jardim.

Já me apaixonei e achei que era para sempre, mas sempre era um "para sempre" pela metade.

Já deitei na grama de madrugada e vi a lua virar sol, já chorei por ver amigos partindo, mas descobri que logo chegam novos e a vida é mesmo um ir e vir sem razão.

Foram tantas coisas feitas, momentos fotografados pelas lentes da emoção, guardados num baú chamado coração.

E agora um formulário me interroga, me encosta na parede e grita:

"- Qual sua experiência?"

Esta pergunta ecoa no meu cérebro: "experiência...experiência..."

Será que ser "plantador de sorrisos" é uma boa experiência?

Não!!!

Talvez eles não saibam ainda colher sonhos!

Redação desenvolvida por um candidato num processo de seleção.

ACORDAR

Você sabe o que significa a palavra "acordar"?

Vamos fazer uma brincadeira e separar em sílabas a palavra acordar:

A-COR-DAR.

Ouviu?

Significa dar a cor, colocar o coração em tudo que faz.

Existem pessoas que levantam às 6 da manhã e só acordam às 6h da tarde. É isso mesmo! Pela manhã caem da cama, são jogadas da cama, mas passam o dia todo dormindo.

E existem alguns, acredite, que passam a vida toda e não conseguem acordar.

Eu tive um amigo que acordou aos 54 anos de idade. Ele me disse:

– Descobri que estou na profissão errada! E ele já estava se aposentando...

Imagine o trauma que esse amigo criou para si, para os amigos, para a sua família. Foi infeliz durante toda sua vida profissional porque simplesmente não "acordou".

Eu, na época, era muito jovem. Mas compreendi bem o que ele estava me ensinando naquele momento.

Por mais cinzento que possa estar sendo o dia de hoje, ele tem exatamente a cor que é dado a ele. Sabe por quê? Porque a vida tem a cor que "a gente pinta".

Os dias são exclusivos. Cada dia é um novo dia, ninguém o viveu antes de ninguém. Ele está ali, esperando que eu e você façamos com que ele seja o melhor da nossa vida.

Acredite em você! O universo é o limite!

Dê a você a oportunidade de "a-cor-dar" todos os dias e compartilhar com os outros o que temos de melhor: o privilégio de ser e fazer os outros felizes

Autoria desconhecida

A ÁGUIA

A águia é a ave que possui a maior longevidade da espécie. Chega a viver cerca de 70 anos.

Porém para chegar a esta idade, ela precisa tomar uma séria e difícil decisão. Aos 40 anos suas unhas estão compridas e flexíveis e já não conseguem mais agarrar as presas das quais se alimenta. O bico alongado e pontiagudo, se curva.

Apontadas contra o peito estão as asas, envelhecidas e pesadas em função da grossura das penas, e voar aos 40 anos já é bem difícil!

Nesta situação a águia só tem duas alternativas: deixar-se morrer... ou enfrentar um doloroso processo de renovação que irá durar 150 dias.

Este processo consiste em voar para o alto de uma montanha e lá recolher-se em um ninho que esteja próximo a um paredão. Um lugar de onde, para retornar, ela necessite de um vôo firme e pleno. Ao encontrar este lugar, a águia começa a bater o bico contra a parede até arrancá-lo, enfrentando corajosamente a dor que essa atitude acarreta.

Espera nascer um novo bico, com o qual irá arrancar as suas velhas unhas. Com as novas unhas ela passa a arrancar as velhas penas. E só após 5 meses – "renascida" – sai para o famoso vôo de renovação, para viver, então, por mais 30 anos.

Muitas vezes, em nossas vidas, temos que nos resguardar por algum tempo e começar um processo de renovação.

Devemos nos desprender das más lembranças, maus costumes e outras situações que nos causam dissabores para que continuemos a voar.

Um vôo de vitória.

Somente livres do peso do passado, podemos aproveitar o resultado.

Destrua o bico do ressentimento, arranque as unhas do medo, retire as penas das suas asas dos maus pensamentos e alce um lindo vôo para a nova vida.

Um vôo de vida nova e feliz.

Autoria desconhecida

TEMOR

Perdi o temor à chuva e assim ganhei o frescor da água.

Perdi o temor do vento e assim ganhei o seu cantar nos fios.

Perdi o temor ao silêncio e assim ganhei momentos de paz.

Perdi o temor ao julgamento dos outros e assim ganhei caminhos mais abertos de liberdade.

Perdi o temor de investir tempo "em coisas sem importância" e assim ganhei entardeceres, estrelas, pedaços de luar, águas rebrilhando ao sol, retalhos de canções.

Perdi o temor de dar-me integralmente, temendo sofrimentos e cicatrizes e assim ganhei a bendita multiplicação do meu tempo.

Perdi o temor de expor-me e assim ganhei mais confiança no que sou e no que podem ser as pessoas.

Perdi o apego às coisas materiais e assim ganhei a alegria da simplicidade.

Perdi o temor à competição e assim ganhei o sabor das vitórias e os ensinamentos das derrotas.

Perdi o temor de desbravar caminhos conhecidos e assim ganhei novas visões, horizontes e novos amigos.

Perdi o temor de dizer minhas verdades frontalmente e assim ganhei aqueles que a mim eram sinceros e leais.

Perdi o medo do dia de amanhã e assim ganhei o hoje!

Perdi o temor mórbido do "por que não fiz?" e assim ganhei o mais pensar para melhor fazer.

Perdi a segurança estúpida das minhas "verdades únicas" e assim aprendi a ouvir os outros.

Liberei a força dos meus braços para os abraços fraternos e plenos de carinho e assim senti multiplicado o imenso e doce poder do amor.

Perdi o temor da morte e assim ganhei a VIDA!!!

Autoria desconhecida

DANCE COMO SE NINGUÉM ESTIVESSE OLHANDO

Nós nos convencemos de que a vida ficará melhor um dia, quando nos casarmos, quando tivermos um filho e depois outro. Então, ficamos frustrados porque nossos filhos não têm idade suficiente e seria muito melhor se tivessem. Depois, nos frustramos porque temos filhos adolescentes e temos de lidar com eles. Certamente seremos mais felizes quando nossos filhos tiverem ultrapassado esta fase.

Dizemos que nossa vida só será completa quando nosso cônjuge conseguir o que busca, quando tivermos comprado um carro melhor, ou tivermos condições de fazer uma viagem longa, quando tivermos aposentados. A verdade é que não há melhor época para ser feliz do que agora mesmo! Se não agora, quando?

Sua vida será sempre cheia de desafios. Melhor admitir isto para você mesmo e decidir ser feliz de qualquer modo. Uma das minhas "frases" favoritas é de Alfred D. Souza, quando diz: "Por muito tempo eu pensei que a minha vida fosse se tornar uma vida de verdade. Mas sempre havia um obstáculo no caminho, algo a ser ultrapassado antes de começar a viver – um trabalho não terminado, uma conta a ser paga. Aí sim, a vida de verdade começaria. Por fim, cheguei à conclusão de que estes obstáculos eram a minha vida de verdade."

Esta perspectiva tem me ajudado a ver que não existe um caminho para a felicidade. A felicidade é o caminho! Assim, aproveite todos os momentos que você tem. E aproveite-os mais se você tiver alguém especial para compartilhar, especial o suficiente para passar seu tempo. E lembre-se de que o tempo não espera ninguém.

Portanto, pare de esperar até que você termine a faculdade; até que volte para a faculdade; até que perca 5 quilos; até que ganhe 5 quilos; até que tenha tido filhos; até que seus filhos tenham saído de casa; até que você se case; até que se divorcie; até sexta à noite; até segunda de manhã; até que tenha comprado um carro ou uma casa novos; até que seu carro ou sua casa tenham sido pagos; até o próximo verão, primavera, outono, inverno; até que esteja aposentado; até que a sua música toque; até que tenha terminado seu drink; até que esteja sóbrio de novo; até que você morra, e decida que não há hora melhor para ser feliz do que AGORA MESMO...

Felicidade é uma viagem, não um destino. Por isso... "Trabalhe como sc você não precisasse de dinheiro. Ame como se você nunca tivesse se machucado. E dance como se ninguém estivesse olhando!!!"

Autoria desconhecida

PARA QUEM É PAI/MÃE E PARA AQUELES QUE O SERÃO...

Há um período em que os pais vão ficando órfãos dos seus próprios filhos. É que as crianças crescem independentes de nós, como árvores tagarelas e pássaros estabanados. Crescem sem pedir licença à vida.

Crescem com uma estridência alegre e, às vezes, com alardeada arrogância. Mas não crescem todos os dias de igual maneira. Crescem de repente.

Um dia sentam-se perto de você no terraço e dizem uma frase com tal maturidade que você sente que não pode mais trocar as fraldas daquela criatura. Onde é que andou crescendo aquela danadinha que você não percebeu? Cadê a pazinha de brincar na areia, as festinhas de aniversário com palhaços e o primeiro uniforme do maternal?

A criança está crescendo num ritual de obediência orgânica e desobediência civil. E você está agora alí, na porta da discoteca, esperando que ela não apenas cresça, mas apareça! Alí estão muitos pais ao volante, esperando que eles saiam esfuziantes sobre patins e cabelos longos, soltos. Entre hambúrgueres e refrigerantes nas esquinas, lá estão nossos filhos com o uniforme de sua geração: incômodas mochilas da moda nos ombros. Alí estamos, com os cabelos esbranquiçados. Estes são os filhos que conseguimos gerar e amar, apesar dos golpes dos ventos, das colheitas, das notícias e da ditadura das horas. E eles crescem meio amestrados, observando e aprendendo com nossos acertos e erros. Principalmente com os erros que esperamos que não repitam.

Há um período em que os pais vão ficando um pouco órfãos dos próprios filhos. Não mais o pegaremos nas portas das discotecas e das festas. Passou o tempo do ballet, do inglês, da natação e do judô. Saíram do banco de trás e passaram para o volante de suas próprias vidas.

Deveríamos ter ido mais à cama deles ao anoitecer, para ouvir sua alma respirando conversas e confidências entre os lençóis da infância e os adolescentes cobertores daquele quarto cheio de adesivos, pôsteres, agendas coloridas e discos ensurdecedores. Não os levamos suficientemente ao Playcenter, ao Shopping, não lhes demos suficientes hambúrgueres e Cocas, não lhes compramos todos os sorvetes e roupas que gostaríamos de ter comprado. Eles cresceram sem que esgotássemos neles todo o nosso afeto.

No princípio subiam a serra ou iam à casa de praia entre embrulhos, bolachas, engarrafamentos, natais, páscoas, piscina e amiguinhos.

Sim, havia as brigas dentro do carro, a disputa pela janela, os pedidos de chicletes e cantorias sem fim. Depois, chegou o tempo em que viajar com os pais começou a ser um esforço, um sofrimento, pois era impossível deixar a turma e os primeiros namorados.

Os pais ficaram exilados dos filhos. Tinham a solidão que sempre desejaram. Mas, de repente, morriam de saudades daquelas "pestes".

Chega o momento em que só nos resta ficar de longe, torcendo e rezando muito (nessa hora, se a gente tinha desaprendido, reaprende a rezar) para eles acertarem nas escolhas em busca de felicidade. E que as conquistem do modo mais completo possível.

O jeito é esperar: qualquer hora podem nos dar netos. O neto é a hora do carinho ocioso e estocado, não exercido nos próprios filhos e que não pode morrer conosco. Por isso os avós são tão desmesurados e distribuem tão incontrolável carinho. Os netos são a última oportunidade de reeditar o nosso afeto. Por isso, é necessário fazer alguma coisa a mais, antes que eles cresçam.

Aprendemos a ser filhos depois que somos pais. Só aprendemos a ser pais depois que somos avós..."

Affonso Romano de SantAnna

SOBREVIVEMOS!

Olhando para trás é duro acreditar que estejamos vivos até hoje. Nós viajamos em carros sem cintos de segurança ou *air bag*. Não tivemos nenhuma tampa à prova de crianças em vidros de remédios, portas, armários ou tomadas elétricas e andávamos de bicicleta sem capacete. Sem contar que pedíamos carona, e muitos de nós foram longe sem dinheiro no bolso, sem pagar passagem de ônibus. Só com a solidariedade daqueles que viajavam (nem sempre) sós.

Bebíamos água direto da mangueira e não da garrafa. Comíamos manga verde com sal depois de haver ingerido leite (e outras combinações "condenadas" e "proibidas") e depois ficávamos observando se íamos passar mal. Descobrimos que isto não era verdade e pudemos passar a comer muita manga, mas sempre às escondidas.

Nós gastamos horas construindo nossos carrinhos de rolimã para descer ladeira abaixo e só então descobríamos que tínhamos nos esquecido dos freios. Depois de colidir com algumas árvores, aprendemos a resolver o problema. Nas férias, saíamos de casa pela manhã e brincávamos o dia inteiro, só voltando quando se acendiam as luzes da rua. Ninguém podia nos localizar. Não havia telefone celular.

A gente nadava nos rios, às escondidas. Nada de *schistosoma*, nem alergia...nem morremos afogados.

Fechávamos o trânsito por conta própria nos fins de tarde, para jogar queimada ou voleibol. E como os motoristas sabiam do nosso jogo, desviavam sua rota, pois os seres humanos eram mais importantes que os carros e as motos.

Nós quebramos ossos e dentes e não havia nenhuma lei para punir os culpados. Eram acidentes. Ninguém para culpar, só a nós mesmos. Nós tivemos brigas e esmurramos uns aos outros, e aprendemos a superar isto.

Nós comemos doces e bebemos refrigerantes, mas não éramos obesos.

Estávamos sempre ao ar livre, correndo e brincando. Compartilhamos garrafas de refrigerante, bebendo na boca da mesma garrafa, e ninguém morreu por causa disso.

A gente não tinha relógio de pulso antes dos 15 anos, pois era muito caro. E mesmo com um só relógio na casa a gente não chegava atrasada.

Juntávamos uns trocados para ir no bar sujo da esquina, antes do almoço, para comprar suspiro, maria-mole e chicletes – mas depois confessávamos nossos pecados. Sabíamos reconhecer os nossos erros. Não tivemos Playstations, Nintendo 64, vídeo games, 99 canais a cabo, filmes em vídeo, *surround sound*, celular, computadores ou Internet. Nós tivemos amigos. Nós saíamos e os encontrávamos. Íamos de bicicleta ou caminhávamos até a casa deles e batíamos na porta. Imagine tal coisa! Sem pedir permissão aos pais, por nós mesmos! Lá fora, no mundo cruel! Sem nenhum responsável! Como fizemos isso?

Os portões não tinham cadeados e podíamos entrar nas casas das amigas pela porta da cozinha, apenas com um gritinho: Oi, Fulana! Às vezes vinha um *dog* e levávamos mordida, e nunca tomamos vacina antirábica. Nós fizemos jogos com bastões e bolas de tênis, pulamos cordas e amarelinhas. Nós só podíamos pegar na mão do namorado nas matinês, depois que tocava o som de apagar as luzes... mesmo assim, quando os pais descobriram, levávamos uma surra de verdade.

Nos jogos da escola, nem todo o mundo fazia parte do time. Os que não fizeram tiveram que aprender a lidar com a decepção.

Alguns estudantes repetiam o ano! Que horror! Não inventavam testes extras. Éramos responsáveis por nossas ações e arcávamos com as consequências. Não havia ninguém que pudesse resolver isto. A idéia de um pai nos protegendo se não respeitássemos alguma lei era inadmissível! Eles protegiam as leis! Imagine só isso!

Nossa geraçâo produziu alguns dos melhores compradores de risco, criadores de soluções e inventores. Os últimos 50 anos foram uma explosão de inovações e novas idéias.

Tivemos liberdade, fracasso, sucesso e responsabilidade, e aprendemos a lidar com isto. Você é um deles. Parabéns a vocês, pessoas maravilhosas!

Autoria desconhecida

PRECE DA MATURIDADE

Pai, agora que já não estou no tempo de alimentar ilusões, aguça meus sentimentos, para que eu perceba a beleza das realidades.

Pai, agora que as opções foram feitas e tantas portas se fecharam em definitivo, dá-me as aceitações, para que as renúncias não me sejam um fardo pesado demais.

Pai, agora que tantos desenganos, tantas incompreensões repetiram lições de ceticismo, conserva minha disponibilidade frente às criaturas.

Pai, agora que as forças do meu corpo começam a falhar, alerta meu espírito, livra-me do comodismo, redobra a minha vontade.

Pai, agora que já aprendi a precariedade de todas as coisas, as limitações de todas as lutas, as proporções de nossa pequenez, afasta-me do desânimo.

Pai, agora que alcancei o ponto da perspectiva que me dá a exata visão do pouco que sei, desvia-me da defesa fácil de colocar viseiras e ajuda-me a envelhecer com a abertura dos corajosos, dos que suportam revisões até a hora da morte.

Pai, agora que aumenta o círculo das criaturas que me olham e esperam alguma coisa de mim, dá-me um pouco de sabedoria: ensina-me a palavra certa, inspira-me o gesto exato, norteia minha atitude.

Pai, agora que perdi a abençoada cegueira da juventude e só posso amar de olhos abertos, proteja-me da amargura.

Deus Pai, conceda-me a graça de não chorar o passado, de continuar disponível, de não perder o ânimo, de envelhecer jovem e de chegar à morte com reservas de Amor.

Maria da Glória Chaves Silva

DESCOBRE... APRENDE...

Depois de algum tempo você aprende a diferença, a sutil diferença, entre dar a mão e acorrentar uma alma.

E você aprende que amar não significa apoiar-se, e que a companhia nem sempre significa segurança.

E começa a aprender que beijos não são contratos e presentes não são promessas.

E começa a aceitar suas derrotas com a cabeça erguida e olhos adiante, com a graça de um adulto e não com a tristeza de uma criança.

E aprende a construir todas as suas estradas no hoje, porque o terreno do amanhã é incerto demais para os planos e o futuro tem o costume de cair em meio ao vazio.

Depois de um tempo você aprende que o sol queima se ficar exposto por muito tempo.

E aprende que não importa o quanto você se importe, algumas pessoas simplesmente não se importam.

E aceita que não importa quão boa seja uma pessoa, ela vai ferí-lo de vez em quando, e você precisa perdoá-la por isso.

Aprende que falar pode aliviar dores emocionais.

Descobre que leva-se anos para construir confiança e apenas segundos para destruí-la, e que você pode fazer coisas em um instante das quais se arrependerá pelo resto da vida.

Aprende que verdadeiras amizades continuam a crescer, mesmo a longas distâncias.

E o que importa não é o que você tem na vida, mas quem você tem na vida.

E que bons amigos são a família que nos permitimos escolher.

Aprende que não temos que mudar de amigos se compreendermos que os amigos mudam.

Percebe que seu melhor amigo e você podem fazer qualquer coisa ou nada, e terem bons momentos juntos.

Descobre que as pessoas com quem você mais se importa na vida são tomadas de você muito depressa.

Por isso, sempre devemos deixar as pessoas que amamos com palavras amorosas - pode ser a última vez que as veremos.

Aprende que as circunstâncias e os ambientes têm influência sobre nós, mas nós somos responsáveis por nós mesmos.

Começa a aprender que não se deve comparar com os outros, mas com o melhor que pode ser.

Descobre que se leva muito tempo para se tornar a pessoa que quer ser, e que o tempo é curto.

Aprende que não importa onde já chegou, mas onde está indo, mas se você não sabe para onde está indo, qualquer lugar serve.

Aprende que ou você controla seus atos ou eles o controlarão, e que ser flexível não significa ser fraco ou não ter personalidade. Pois não importa quão delicada e frágil seja uma situação, sempre existem dois lados.

Aprende que heróis são pessoas que fizeram o que era necessário fazer, enfrentando as conseqüências.

Aprende que paciência requer muita prática.

Descobre que, algumas vezes, a pessoa que você espera que o chute quando você cai, é uma das poucas que o ajudam a levantar-se.

Aprende que maturidade tem mais a ver com os tipos de experiência que se teve e o que você aprendeu com elas, do que com quantos aniversários você celebrou.

Aprende que há mais dos seus pais em você do que você supunha.

Aprende que nunca se deve dizer a uma criança que sonhos são bobagens. Poucas coisas são tão humilhantes, e seria uma tragédia se ela acreditasse nisso.

Aprende que quando está com raiva tem o direito de ser cruel.

Descobre que, só porque alguém não o ama do jeito que você quer que ame, não significa que esse alguém não o ama com tudo o que pode.Pois existem pessoas que nos amam, mas simplesmente não sabem como demonstrar ou viver isso.

Aprende que nem sempre é suficiente ser perdoado por alguém, algumas vezes você tem que aprender a perdoar a si mesmo.

Aprende que com a mesma severidade com que julga, você será, em algum momento, condenado.

Aprende que não importa em quantos pedaços seu coração foi partido, o mundo não pára para que você o conserte.

Aprende que o tempo não é algo que possa voltar atrás.

E você aprende que realmente pode suportar... que realmente é forte, e que pode ir muito mais longe depois de pensar que não se pode mais.

E que realmente a vida tem valor, e que você tem valor diante da vida!

Portanto, plante seu jardim e decore sua alma, ao invés de esperar que alguém lhe traga flores.

Texto baseado em leituras de Willian Shakespeare

A IDADE DE SER FELIZ

Existe somente uma idade para a gente ser feliz.

Somente uma época na vida de cada pessoa em que se pode sonhar e fazer planos, e ter energia bastante para realizá-los, a despeito de todas as dificuldades e obstáculos.

Uma só idade para a gente se encontrar com a vida e viver apaixonadamente, com o entusiasmo dos amantes e a coragem dos aventureiros.

Fase dourada em que se pode criar e recriar a vida à imagem e semelhança dos nossos desejos; sorrir e cantar, brincar e dançar, e vestir-se com todas as cores, experimentar todos os sabores e desfrutar de tudo com toda a intensidade, sem preconceito nem pudor.

Tempo em que cada limitação humana é só mais um convite ao crescimento; um desafio a lutar com toda energia e a tentar algo novo, de novo e de novo, e quantas vezes for preciso.

Essa idade tão especial e tão única chama-se **presente...**

E tem apenas a duração do instante que passa...

Geraldo Eustáquio de Souza

A FÁBULA DA ÁGUIA QUE QUASE VIROU GALINHA

Era uma vez um camponês que foi à floresta vizinha apanhar um pássaro para mantê-lo cativo em sua casa. Conseguiu pegar um filhote de águia. Colocou-o no galinheiro junto com as galinhas. Comia milho e ração própria para galinhas, embora a águia fosse rei/rainha de todos os pássaros.

Depois de cinco anos, este homem recebeu em sua casa a visita de um naturalista. Enquanto passeavam pelo jardim, disse o naturalista:

–"Este pássaro aí não é galinha. É uma águia."

–"De fato – disse o camponês. É águia. Mas o criei como galinha. Ela não é mais uma águia. Transformou-se em galinha como as outras, apesar das asas de quase três metros de extensão."

–"Não – retrucou o naturalista. Ela é e será sempre uma águia. Pois tem um coração de águia. Este coração a fará um dia voar às alturas."

–"Não, não – insistiu o camponês. Ela virou galinha e jamais voará como águia."

Então, decidiram fazer uma prova. O naturalista tomou a águia, ergueu-a bem alto e desafiando-a disse:

–"Já que você de fato é uma águia, já que você pertence ao céu e não à terra, então abra suas asas e voe!"

A águia pousou sobre o braço estendido do naturalista. Olhava distraidamente ao redor. Viu as galinhas lá embaixo, ciscando grãos. E pulou para junto delas. O camponês comentou:

–"Eu lhe disse, ela virou uma simples galinha!"

–"Não! – tornou a insistir o naturalista – Ela é uma águia. E uma águia será sempre uma águia. Vamos experimentar novamente amanhã."

No dia seguinte, o naturalista subiu com a águia no teto da casa. Sussurrou-lhe:

–"Águia, já que você é uma águia, abra suas asas e voe!"

Mas quando a águia viu lá embaixo as galinhas ciscando o chão, pulou e foi para junto delas. O camponês sorriu e voltou à carga:

–"Eu lhe havia dito, ela virou galinha!"

–"Não! – respondeu firmemente o naturalista – Ela é águia, possuirá sempre um coração de águia. Vamos experimentar ainda uma última vez. Amanhã a farei voar."

No dia seguinte, o naturalista e o camponês levantaram bem cedo. Pegaram a águia, levaram-na para for a da cidade, longe das casas dos homens, no alto de uma montanha. O sol nascente dourava os picos das montanhas. O naturalista ergueu a águia para o alto e ordenou-lhe:

–"Águia, já que você é uma águia, já que você pertence ao céu e não à terra, abra suas asas e voe!"

A águia olhou ao redor. Tremia como se experimentasse nova vida. Mas não voou. Então o naturalista segurou-a firmemente, bem na direção do sol, para que seus olhos pudessem encher-se da claridade solar e da vastidão do horizonte. Nesse momento, ela abriu suas potentes asas, grasnou com o típico *kau-kau* das águias e ergueu-se, soberana, sobre si mesma. E começou a voar, a voar para o alto, a voar cada vez mais alto. Voou... voou... até confundir-se com o azul do firmamento..."

E Aggrey terminou conclamando.

–"Irmãos e irmãs, meus compatriotas! Nós fomos criados à imagem e semelhança de Deus! Mas houve pessoas que nos fizeram pensar como galinhas. E muitos de nós ainda acham que somos efetivamente galinhas. Mas nós somos águias. Por isso, companheiros e companheiras, abramos as asas e voemos. Voemos como águias. Jamais nos contentemos com os grãos que nos jogarem aos pés para ciscar."

Autoria desconhecida

AGENDA DA FELICIDADE

O **Sorriso** é o cartão de visita das pessoas saudáveis. Distribua-o gentilmente.

O **Diálogo** é a parte que liga as duas margens – do eu a do tu. Transmita-o bastante.

O **Amor** é a melhor música na partitura da vida. Sem ele, você será um eterno desafinado.

A **Bondade** é a flor mais atraente do jardim de um coração bem cultivado. Plante estas flores.

A **Alegria** é o perfume gratificante, fruto do dever cumprido. Esbanje-o! O mundo precisa dele.

A **Paz da Consciência** é o melhor travesseiro para o sono da tranquilidade. Viva em paz consigo mesmo.

A **Fé** é a bússola certa para os navios errantes, incertos, buscando as praias da eternidade. Utilize-a.

A **Esperança** é o vento bom enfunando as velas do nosso barco. Chame-o para dentro de seu cotidiano.

Ana Cristina da Rosa

EU SEI… MAS NÃO DEVIA...

Eu sei que a gente se acostuma. Mas não devia. A gente se acostuma a morar em apartamentos de fundos e não ver outra vista que não as janelas ao redor. E porque não tem vista, logo se acostuma a não olhar para fora. E porque não olha para fora, logo se acostuma a não olhar para fora. E porque não abre as cortinas, logo se acostuma a acender mais cedo a luz. E à medida que se acostuma, esquece o ar, esquece a amplidão.

A gente se acostuma a acordar de manhã sobressaltado porque está na hora, a tomar o café correndo porque está atrasado, a ler o jornal no ônibus porque não pode perder tempo de viagem, a comer sanduíche porque não dá para almoçar, a sair do trabalho porque já é noite, a cochilar no ônibus porque está cansado, a deitar cedo e dormir pesado sem ter vivido o dia.

A gente se acostuma a abrir o jornal e ler sobre guerra. E aceita a guerra. E, aceitando a guerra, aceita os mortos, e que haja número para os mortos. E, aceitando os números, aceita e não acredita nas negociações de paz. Não aceitando as negociações de paz, aceita ler todos os dias sobre guerra, os números e a longa duração.

A gente se acostuma a esperar o dia inteiro e ouvir no telefone: hoje não posso ir. A sorrir para as pessoas sem receber um sorriso de volta. A ser ignorado quando precisa tanto ser visto.

A gente se acostuma a pagar por tudo que se deseja e o que necessita. E a lutar para ganhar dinheiro com o que paga. E a ganhar menos do que precisa. E fazer fila para pagar. E a pagar mais do que as coisas valem. E a saber que cada vez pagará mais. E procurar mais trabalho, para ganhar mais dinheiro, para ter com que pagar nas filas em que se cobra.

A gente se acostuma a andar nas ruas e ver cartazes. A abrir as revistas e ler artigos. A ligar a televisão e assistir comerciais. A ir ao cinema e engolir publicamente. A ser instigado, conduzido, desnorteado, lançado na infindável catarata dos produtos.

A gente se acostuma à poluição, às salas fechadas de ar condicionado e cheiro de cigarro, à luz artificial de ligeiro tremor, ao choque que os olhos levam à luz natural, às bactérias da água potável, à contaminação de água do mar, à morte lenta dos rios. Se acostuma a não ouvir passarinho, a não ouvir o galo de madrugada, a temer a hidrofobia dos cães, a não colher fruta no pé, a não ter sequer uma planta.

A gente se acostuma a coisas demais para não sofrer. Em doses pequenas, tentando não perceber, vai afastando uma dor aqui, um ressentimento acolá. Se o cinema está cheio, a gente senta na primeira fila, torce um pouco o pescoço. Se a praia está contaminada, a gente molha só os pés e suja o resto do corpo. Se o trabalho está duro, a gente se consola pensando no fim de semana. Se no fim de semana não há muito o que fazer, a gente vai dormir cedo e ainda fica satisfeito porque tem o sono atravessado.

A gente se acostuma a não se ralar na aspereza, para preservar a pele. Se acostuma para evitar feridas, sangramentos, para esquivar-se da faca e baioneta, para poupar o peito.

A gente se acostuma para poupar a vida, que aos poucos se gasta, e que gasta de tanto acostumar. Se perde em si mesma.

A gente se acostuma a ser acostumado...

Marina Colassanti

FELICIDADE, ONDE ESTÁS?

Eu queria a felicidade e saí atrás dela. Comecei procurando-a no sopro do vento. Mas, com suas rajadas ela perdeu-se no espaço, misturando-se com a poluição entre chamas que ardiam. Alí também procurei a felicidade. Ela havia se queimado: virou cinzas que o vento espalhou.

No furor do mar agitado, na carícia de um beija-flor, na esperança de uma vida cansada, em busca de um novo amor – em vão procurei a felicidade. Vi uma nuvem no céu e pensei: será a felicidade a forma de um anjo? Quando lhe perguntei se era uma nuvem ou um anjo, ela então me respondeu: depende do que achares que seja, pois, nem sempre as coisas são como se pensa ou se deseja. Está aí a ilusão.

Talvez a felicidade estivesse na gota do orvalho. Com o calor do sol ela desmanchou-se. Perguntei ao oceano: na tua imensidão estará a felicidade? Talvez a encontres na praia. A areia era muito fina e escorreu-me por entre os dedos. Se alí estava a felicidade, deixei que escapasse.

Entrei no rastro da via-láctea. Só encontrei uma célula ambulante, um ser, talvez abstrato, procurando o seu lugar. Um vaga-lume, querendo alcançar as estrelas, saltitava no espaço, causando, com isso, muito encanto. Pensei que era a felicidade. Engano meu! Era só um alegre pirilampo querendo a noite clarear. Onde então procurar a felicidade?

Cansada nesta busca, tornei-me um espírito sonhador, sorumbático, vagando de pensamento em pensamento, sempre procurando a felicidade. Perdida na vastidão esbarrei numa criança. Com ela a fé... a caridade... a esperança... Mas ainda não era a felicidade.

Um passarinho, querendo me alertar, chilreava feliz, bem pertinho do seu ninho. Encontraste a felicidade, passarinho? Onde e como conseguiste? Respondeu-me aquele amiguinho: depois de ter voado de galho em galho, pelos campos e caminhos, finalmente encontrei a felicidade:

Vi que estava em mim... e no meu ninho...

E tu, onde a querias encontrar? No vento? Na chama? No ar? No que tens em ti... E bem perto de ti... Não será onde ela possa estar?

Naquela tarde serena aprendi com o passarinho que a culpa era só de minha tristeza, que não me deixava ver a beleza da felicidade que estava em mim.

Didymea Lazzaris de Oliveira

O ENCONTRO CONSIGO MESMO

Uma velha lenda hindu conta que houve um tempo em que todos os homens eram deuses. Mas eles abusaram de sua divindade de tal forma que Brahma, o mestre dos deuses, decidiu tirar-lhes o poder divino e escondê-lo num lugar onde lhes seria impossível recuperá-lo.

O grande problema foi então encontrar um esconderijo. Os deuses menores foram convocados a reunir-se em um conselho para resolver este problema, e propuseram:

–"Enterremos a divindade do homem na terra."

Mas Brahma respondeu:

–"Não, isso não é suficiente, porque o homem cavará e a encontrará."

Então os deuses replicaram:

–"Nesse caso, lancemos a divindade no mais profundo dos oceanos."

Mas Brahma respondeu novamente:

–"Não, porque, mais cedo ou mais tarde, o homem explorará as profundezas de todos os oceanos e é certo que um dia ele a encontrará e a trará à superfície."

Então os deuses menores concluíram:

–"Nós não sabemos realmente onde a esconder, porque parece não existir, sobre a terra ou dentro do mar, lugar algum que o homem não possa atingir um dia."

Então, Brahma disse:

–"Eis o que faremos com a divindade do homem: Nós a esconderemos no mais profundo dele mesmo, porque este é o único lugar onde ele não pensará jamais em procurar."

Depois dessa época, concluiu a lenda, o homem fez a volta da terra, explorou-a, escalou, cavou e mergulhou, à procura de algo que se encontra dentro dele mesmo.

Autoria desconhecida

PARA TODOS QUE NASCERAM ANTES DE 1945

Nós nascemos antes da televisão, antes da penicilina, da vacina Sabin, antes da comida congelada, da fralda descartável, do xerox, do plástico, das lentes de contato e da pílula.

Nós nascemos antes do radar, dos cartões de crédito, da fusão de átomos, do raio laser e das canetas esferográficas. Antes de máquinas de lavar pratos, secadoras de roupas, cobertores elétricos, ar condicionado e antes do homem andar na lua.

Nós casávamos primeiro e, só depois, morávamos juntos. Gente estranha, não?

Nós nascemos antes dos direitos dos gays, da mulher que trabalha dentro e fora de casa, da produção independente de filhos, dos berçários, da terapia em grupo, dos spas e dos flats.

Nós nunca tínhamos ouvido falar em fitas cassete, vídeo cassete, máquinas de escrever elétricas, corações artificiais, vídeo-games, computadores, danoninho e rapazes de brinco.

Nos nossos dias fumava-se cigarros... "Erva" era usada para fazer chá... "Coca" era um refrigerante e "pó" era sujeira...

"Embalo" era como se faziam as crianças dormir..." Lambada" era chicotada... "Fio dental" servia para higiene bucal e "malhar" era coisa de ferreiro...

Nós nos contentávamos com o que tínhamos...nós fomos a última geração tão boba, a ponto de pensar que se precisava de um marido para ter um bebê...

Não é de se espantar que estejamos tão confusos e haja tamanha lacuna entre as gerações... mas, nós vivíamos...

Sim, vivíamos e continuaremos a viver... apesar da próxima invenção!!!

Autoria desconhecida

PROMESSA A SI MESMO

Ser forte, de maneira que nada possa perturbar a sua paz de espírito.

Falar de saúde, felicidade e prosperidade a toda pessoa que encontrar.

Fazer os seus amigos sentirem que há alguma coisa superior dentro deles.

Olhar para o lado glorioso de todas as coisas e fazer com que seu otimismo se torne realidade.

Pensar sempre no melhor, trabalhar sempre pelo melhor e esperar somente pelo melhor.

Esquecer os erros do passado e preparar-se para melhores realizações no futuro.

Ter tanto entusiasmo e interesse pelo sucesso alheio como pelo próprio.

Dedicar tanto tempo ao próprio aperfeiçoamento que não lhe sobre tempo para criticar os outros.

Ser grande na contrariedade, nobre na cólera, forte no temor e receber alegremente a provação.

Fazer um bom juízo de si mesmo e proclamar este fato ao mundo, não em altas vozes, mas em grandes feitos.

Viver na certeza de que o mundo estará sempre ao seu lado, enquanto lhe dedicar o que há de melhor dentro de si mesmo.

Autoria desconhecida

"A felicidade é como uma borboleta, quanto mais corres para apanhá-la, mais ela ilude. Porém, se dedicardes tua atenção para outras coisas, ela retornará e, suavemente, pousará em teus ombros."

Richard Lessor

REFLEXÃO

O que você vê, você que cuida de mim, o que vê?

Quando você me olha, o que você pensa?

Uma velha senhora rabugenta, um pouco doida, um olhar perdido que nem está mais aí de verdade, que baba quando come e não responde nunca, que quando você diz numa voz forte: "Tente", parece não prestar a mínima atenção ao que você faz, e não pára de perder seus sapatos e meias, que, quer você duvide ou não, deixa você fazer como bem entender o banho e as refeições para ocupar o seu dia longo e cinzento.

É isto que você pensa, é isto o que você vê?

Então abra os olhos, esta não sou eu. Eu vou lhe dizer quem sou eu, assentada, lendo tranqüila, movendo-me às suas ordens, comendo quando você quer:

Eu sou a última de dez filhos, com um pai e uma mãe, irmãos e irmãs que se amam. Uma mocinha de quinze anos, com asa nos pés, sonhando que breve encontrará um noivo.

Casada, já com vinte anos, meu coração fica cheio de alegria à lembrança dos votos que fiz aquele dia.

Tenho agora 25 anos e um filho que precisa de mim para construir um lar para ele.

Uma mulher de 30 anos, meu filho cresce rápido. Nós estamos ligados um ao outro por laços que durarão.

Quarenta anos, logo ele não estará mais aqui. Mas meu homem está ao meu lado e zela por mim.

Cinqüenta anos, de novo brincam crianças ao meu redor. Olha nós de novo com crianças, eu e meu bem amado.

Eis aqui os dias negros: meu marido morre.

Eu olhei o futuro tremendo de medo, porque os meus filhos estão todos ocupados com a educação dos seus.

E eu penso nos anos passados e no amor que conheci.

Eu estou velha agora e a natureza é tão cruel, que brinca de fazer a velhice se passar por criança.

Meu corpo se vai, a graça e a força me abandonam. E há uma pedra lá onde um dia eu tive um coração. Mas dentro desta velha carcaça, a mora mocinha, e o velho coração se enche sem cessar.

Eu me lembro das dores, e de novo eu sinto minha vida e eu amo.

Eu repenso nos anos tão curtos e que passaram muito rápidos, e aceito a realidade implacável de que nada é para sempre.

Então, abra os olhos você que cuida de mim e veja não a velha senhora rabugenta, olhe melhor e você me verá.

Texto encontrado dentro da prega do sobretudo de uma senhora irlandesa após a sua morte.

SEJA FELIZ

Conte o seu jardim só por suas flores,
Nunca pelas folhas que vão ao chão.
E a vida, pelas horas mais felizes,
Não pela escuridão.
E viva a vida com alegria
Contando-a, não pelos seus dias,
Mas pelo bem que conseguir realizar.
E seja feliz! E seja feliz!
Conte as suas noites pelas estrelas,
Nunca pelas sombras que vão deixar.
E a vida pelo encanto dos sorrisos,
Não pelo seu chorar.

Irmã Miriam Kolling

HÁ QUEM PASSE PELA VIDA...

Há quem passe e deixe só cicatrizes,
Há quem passe semeando flores.
Há quem passe banhando-nos em lágrimas,
Há quem passe disposto a secá-las.
Há quem passe torcendo por nossa vitória,
Há quem passe aplaudindo nossos fracassos.
Há quem passe ajudando-nos a levantar,
Há quem passe fazendo-nos cair.
Há quem passe como sombra,
Há quem passe como luz.
Há quem passe como pedra no caminho,

Há quem passe como pedra de construção.
Há quem veja uma falha irreparável para todo deslize.
Há quem nos ofereça o perdão.
Há quem ignore nossos erros,
Há quem nos ajude a corrigir.
Há quem passe rápido, veloz, desapercebido,
Há quem deixe marcas profundas.
Há quem simplesmente passe,
Há quem fique para sempre no coração.
Há quem passe pela vida,
Mas há quem não deixe a vida passar
Sem um gesto de carinho,
Sem AMOR ofertar!

Regina Célia Suppi

APRENDA A ENVELHECER

No primeiro dia de aula nosso professor se apresentou aos alunos, e nos desafiou a nos apresentarmos a alguém que não conhecêssemos ainda.

Eu fiquei em pé para olhar ao redor quando uma mão suave tocou meu ombro.

Olhei para trás e vi uma pequena senhora, velhinha e enrugada, sorrindo radiante para mim. Um sorriso lindo iluminava todo o seu ver.

Ela disse:

“Ei, bonitão, meu nome é Rosa. Eu tenho oitenta e sete anos de idade. Posso te dar um abraço?”

Eu ri e respondi entusiasticamente:

“É claro que pode!” e ela me deu um gigantesco apertão.

Não resisti e perguntei-lhe:

"Por que você está na faculdade em tão tenra e inocente idade?" e ela respondeu brincalhona:

"Estou aqui para encontrar um marido rico, casar, ter um casal de filhos, e então me aposentar e viajar."

"Está brincando", eu disse.

Eu estava curioso em saber o que a havia motivado a entrar neste desafio com a sua idade, e ela disse:

"Eu sempre sonhei em ter um estudo universitário, e agora estou tendo um!"

Após a aula nós caminhamos para o prédio da união dos estudantes e dividimos um milk shake de chocolate.

Nos tornamos amigos instantaneamente.

Todos os dias, nos próximos três meses, nós tivemos aula juntos e falávamos sem parar.

Eu ficava sempre extasiado ouvindo aquela "máquina do tempo" compartilhar sua experiência e sabedoria comigo.

No decurso de um ano, Rose tornou-se um ícone no campus universitário e fazia amigos facilmente, onde quer que fosse.

Ela adorava vestir-se bem e revelava-se na atenção que lhe davam os outros estudantes.

Estava curtindo a vida!

No fim do semestre nós convidamos Rose para falar no nosso banquete de futebol. Jamais esquecerei o que ela nos ensinou.

Ela foi apresentada e se aproximou do pódium.

Quando ela começou a ler a sua fala – já preparada – deixou cair três das cinco folhas no chão. Frustrada e um pouco embaraçada, ela pegou o microfone e disse simplesmente:

“Desculpem-me, eu estou tão nervosa! Eu não conseguirei colocar meus papéis em ordem de novo, então deixem-me apenas falar para vocês sobre aquilo que eu sei.”

Enquanto nós ríamos, ela limpou sua garganta e começou:

“Nós não paramos de jogar porque ficamos velhos; nós nos tornamos velhos porque paramos de jogar.

Existem somente quatro segredos para continuarmos jovens, felizes e conseguir o sucesso.

Primeiro, você precisa rir e encontrar humor em cada dia.

Segundo, você precisa ter um sonho.Quando você perde seus sonhos, você morre. Nós temos tantas pessoas caminhando por aí que estão mortas e nem desconfiam!

Terceiro, há uma enorme diferença entre envelhecer e crescer. Se você tem dezenove anos de idade e ficar deitado na cama por um ano inteiro sem fazer nada de produtivo, você ficará com vinte anos. Se eu tenho oitenta e sete anos e ficar na cama por um ano e não fizer coisa alguma, eu ficarei com oitenta e oito anos. Qualquer um, mais cedo ou mais tarde ficará mais velho. Isso não exige talento nem habilidade, é uma conseqüência natural da vida. A idéia é crescer através das oportunidades.

E, por último, não tenha remorsos. Os velhos geralmente não se arrependem por aquilo que fizeram, mas sim pelo que deixaram de fazer. As únicas pessoas que têm medo da morte são aquelas que têm remorsos.”

Ela concluiu seu discurso cantando corajosamente “A Rosa”.

Ela desafiou a cada um de nós a estudar poesia e vivê-la em nossa vida diária.

No fim do ano, Rose terminou o último ano da faculdade que começara há tantos anos atrás. Uma semana depois da formatura, Rose morreu tranqüilamente em seu sono.

Mais de dois mil alunos da faculdade foram ao seu funeral, em tributo à maravilhosa mulher que ensinou, através de seu exemplo, que nunca é tarde demais para ser tudo aquilo que você pode provavelmente ser, se realmente deseja.

Envelhecer é inevitável, mas crescer é opcional!

Autoria desconhecida

CONSELHOS

Dona Maria era uma senhora de 92 anos, elegante, bem vestida e penteada. Estava de mudança para uma casa de repouso, pois o marido, com quem vivera 70 anos, havia morrido e ela ficara só...

Depois de esperar pacientemente por duas horas na sala de visitas, ela ainda deu um lindo sorriso, quando uma atendente veio dizer que seu quarto estava pronto.

A caminho de sua nova morada, a atendente ia descrevendo o minúsculo quartinho, inclusive as cortinas de chintz florido que enfeitavam a janela.

– Ah, eu adoro essas cortinas – disse ela com o entusiasmo de uma garotinha que acabou de ganhar um filhote de cachorrinho.

– Mas a senhora ainda nem viu seu quarto – disse a atendente.

– Nem preciso ver – respondeu ela, que continuou:

– Felicidade é algo que você decide por princípio! E eu já decidi que vou adorar! É uma decisão que tomo todo dia quando acordo! Sabe, eu tenho duas escolhas: posso passar o dia inteiro na cama, contando as dificuldades que tenho em certas partes do meu corpo que não funcionam bem ou posso levantar da cama, agradecendo pelas outras partes que ainda me obedecem. Cada dia é um presente! Enquanto meus olhos abrirem, vou focalizá-los no novo dia, também nas boas lembranças que eu guardei para esta época da vida. A velhice é como uma conta bancária. Você só retira daquilo que você guardou. Portanto, lhe aconselho a depositar um monte de alegria e felicidade na sua Conta de Lembranças. E como você vê, eu ainda continuo depositando. Agora, se me permite, gostaria de lhe dar uma receita:

1. Jogue for a todos os números não essenciais para sua sobrevivência. Isso inclui idade, peso e altura. Deixe o médico se preocupar com eles. Esta é a função dele.
2. Dê preferência aos amigos alegres. Os "baixo-astral" puxam você para baixo.
3. Continue aprendendo. Aprenda mais sobre computador, artesanato, jardinagem, qualquer coisa. Não deixe seu cérebro desocupado. Uma mente sem uso é oficina do terror, e o nome do terror é Alzheimer.
4. Curta coisas simples.
5. Ria sempre, muito e alto. Ria até perder o fôlego.
6. Lágrimas acontecem. Agüente, sofra e siga em frente. A única pessoa que acompanha você a vida toda é VOCÊ mesmo. Esteja VIVO enquanto você viver.
7. Esteja sempre rodeado daquilo de que você gosta: pode ser família, animais, lembranças, música, plantas, um *hobby*, o que for. Seu lar é seu refúgio.
8. Aproveite sua saúde. Se for boa, preserve-a. Se estiver instável, melhore-a. Se estiver abaixo do nível, peça ajuda.
9. Não faça viagens de remorsos. Viaje para o shopping, para cidades vizinhas, para um país estrangeiro; mas não faça viagens ao passado.
10. Diga a quem você ama que você realmente ama, em todas as oportunidades.

E LEMBRE-SE SEMPRE DE QUE:

"A vida não é medida pelo número de vezes que você respirou, mas pelos momentos em que você perdeu o fôlego...

De tanto rir...
De surpresa...
De êxtase...
De felicidade!"

Autoria desconhecida

CONVERSA DE AVÔ

Sempre que um avô despede-se de um neto, alguma coisa boa fica a doer por dentro. Essa conquista interior de sabor divino fica a misturar-se com a saudade antecipada do neto, e também da vida. Quem saberá definir este sentimento de dorzinha cosquinhenta, a de contemplar a infância encantada dos netos a misturar-se com nosso episódio pessoal em tempos de gradual despedida da vida?

O neto é um filho com quem se relaciona sem ansiedade. É suave, é benfazejo esse amar solto e compreensivo, sem a aflição e as dúvidas de quem educa diretamente. Tudo em um tempo no qual já está a compreender muito melhor a vida, a alma infantil, tendo aprendido a "ler" sutilezas de caráter e comportamento, que os pais nem sempre sabem ver. E sem especiais compromissos com "ter que acertar". Ah, a maravilha de compreender a aflição de uma criança e saber aplacá-la com calma e doçura! E, no entanto, toda essa sabedoria, superioridade e segurança avoengas dissipam-se no instante em que o neto ou neta fizer alguma manifestação de amor ou gratidão. Vira-se sorvete em sol de 40º.

Netos nos tornam filosóficos. Diante deles, de suas brincadeiras e marcas de semelhanças esparsas, conosco ou outros ancestrais, medita-se sobre si mesmo. Somos ainda mais gratos a nossos pais e avós, melhor compreendemos nosso papel nesta vida. Cessam paixões e opiniões, que às vezes nos levam a discussões ou defesas acentuadas de pontos de vista. Tudo cessa diante do mistério da procriação ali patente, diante de nós, e se infiltra na alma a sensação de missão biológica cumprida.

O segredo da vida é a compreensão. Compreender é muito difícil. Em geral, interpomos as nossas crenças e opiniões entre nós e os outros, fechando-nos para esse novo, que é receber o que nos chega da vida, com a alma aberta. A idade traz compreensão à custa de experiências vividas e sofridas. Inteligência e sensibilidade ajudam. Empatia também. O mundo de quem compreende é menos agressivo e melhor. Netos nos ensinam a compreender muito do que, com os filhos, fomos incapazes e, assim, fazem-nos seres melhores e mais felizes.

Difícil com os netos é a dor que se mistura ao sabor da convivência, quando se vão para casa. A gente vê um bichinho daqueles amarrado na cadeira do banco de trás do carro do filho. E o carro parte para um desconhecido, onde há uma cidade agressiva, um mundo de guerra e intolerância. E enquanto perdura o perfume de alma que os netos nos deixam, paradoxamente a gente se sente muito mais só do que o habitual. Pulam pensamentos dolorosos sobre se teremos ainda muitos anos com eles ou se alguma trama do destino nos espreita (ou a eles) para levar a vida antes da hora. Ah os netos! Quantas lições.

Artur de Távola

É PRECISO TER UM AMANTE

Muitas pessoas têm um(a) amante e outras gostariam de ter um. Há também as que não têm e as que tinham e perderam. Geralmente são estas últimas as que vêm ao meu consultório para me contar que estão tristes ou que apresentam sintomas típicos de insônia, apatia, pessimismo, crises de choro ou as mais diversas dores.

Elas me contam que suas vidas transcorrem de forma monótona e sem perspectivas, que trabalham apenas para sobreviver, e que não sabem como ocupar seu tempo livre. Enfim, são várias as maneiras que elas encontram para dizer que estão simplesmente perdendo a esperança.

Antes de me contarem tudo isso, elas já haviam visitado outros consultórios, onde receberam as condolências de um diagnóstico firme: "Depressão", além da inevitável receita do anti-depressivo do momento.

Assim, após escutá-las atentamente, eu lhes digo que elas não precisam de nenhum anti-depressivo; digo-lhes que elas precisam de um AMANTE!

É impressionante ver a expressão dos olhos delas ao receberem meu conselho. Há as que pensam: "Como é possível que um profissional se atreva a sugerir uma coisa dessas?!" Há também as que, chocadas e escandalizadas, se despedem e não voltam nunca mais.

Aquelas, porém, que decidem ficar e não fogem horrorizadas, eu explico o seguinte: AMANTE é "aquilo que nos apaixona". É o que toma conta do nosso pensamento antes de pegarmos no sono, e é também aquilo que, às vezes, nos impede de dormir. O nosso AMANTE é aquilo que nos mantém distraídos em relação ao que acontece a nossa volta. É o que nos mostra o sentido e a motivação da vida.

Às vezes, encontramos o nosso amante em nosso parceiro; outras, em alguém que não é nosso parceiro, mas que nos desperta as maiores paixões e sensações incríveis. Também podemos encontrá-lo na pesquisa científica, ou na literatura, na música, na política, no esporte, no trabalho, na necessidade de transcender espiritualmente, na boa mesa, no estudo ou no prazer obsessivo do passatempo predileto...

Enfim, é "alguém" ou "algo" que nos faz "namorar" a vida e nos afasta do triste destino de "ir levando" .

E o que é "ir levando"? Ir levando é ter medo de viver. É o vigiar a forma como os outros vivem, é o se deixar dominar pela pressão, perambular por consultórios médicos, tomar remédios multicoloridos, afastar-se do que é gratificante, observar decepcionado cada ruga nova que o espelho mostra, é se aborrecer com o calor ou com o frio, com a umidade, com o sol ou a chuva. Ir levando é adiar a possibilidade de desfrutar o hoje, fingindo se contentar com a incerta e frágil ilusão de que talvez possamos realizar algo amanhã. Por favor, não se contente com "ir levando"; procure um amante, seja também um amante e protagonista... da SUA VIDA...

Acredite: o trágico não é morrer; afinal a morte tem boa memória e nunca se esqueceu de ninguém. O trágico é desistir de viver. Por isso, e sem mais delongas, procure um amante...

A psicologia, após estudar muito sobre o tema, descobriu algo transcendental:

"Para se estar satisfeito e sentir-se jovem e feliz, é preciso namorar a vida."

Dr. Jorge Bucay

NÃO SE ESQUEÇA DO PRINCIPAL

Conta a lenda que certa mulher pobre, com uma criança no colo, passando diante de uma caverna escutou uma voz misteriosa que de lá de dentro dizia: "Entre e apanhe tudo o que você desejar, mas não se esqueça do principal. Lembre-se, porém, de uma coisa: depois que você sair, a porta se fechará para sempre. Portanto, aproveite a oportunidade, mas não "se esqueça do principal...."

A mulher entrou na caverna e encontrou muitas riquezas.

Fascinada pelo ouro e pelas jóias, pôs a criança no chão e começou a juntar, ansiosamente, tudo o que podia no seu avental.

A voz misteriosa falou novamente: "*Você só tem oito minutos.*"

Esgotados os oito minutos, a mulher carregada de ouro e pedras preciosas, correu para fora da caverna e a porta se fechou... Lembrou-se, então, de que a criança ficara lá e a porta estava fechada para sempre!!!

A riqueza durou pouco e o desespero, eternamente.

O mesmo acontece, às vezes, conosco. Temos uns oitenta anos para viver neste mundo e uma voz sempre nos adverte: *"Não se esqueça do principal!"*

E o principal são os valores espirituais, a oração, a vigilância, a família, os amigos, a vida!!!

Mas a ganância, a riqueza, os prazeres materiais nos fascinam tanto que o principal vai ficando sempre de lado...

Assim, esgotamos o nosso tempo aqui, e deixamos de lado o essencial: "Os tesouros da alma!"

Que jamais nos esqueçamos de que a vida, neste mundo, passa rápido e que a morte chega de inesperado.

E quando a porta desta vida se fechar para nós, de nada valerão as lamentações.

Portanto... que jamais nos esqueçamos do principal!!!

Autoria desconhecida

ENVELHECER...

Envelhecer repara o cansaço e retira o peso dos ombros, traz a paz da solidão e o silêncio das ausências. Envelhecer não sangra e não dói, é dormir serenamente, largar-se na poltrona e respirar leve.

Envelhecer não é morrer, porque morrer implica angústia do adeus. Envelhecer é só um retirar-se, hibernar no aconchego dos próprios braços.

Envelhecer é esconder-se dentro de si mesmo. Nada perturba ou vence, nada exaspera ou desafia. Na penumbra de sonho, tomar chá e ler livros, tirar sonecas e espiar a chuva, ouvir os pingos grossos batendo nas janelas e encolher-se satisfeito. Envelhecer é pisar no tapete macio e jogar fora os espelhos.

Envelhecer é estar na casa conhecida e acordar devagarzinho, não precisar dizer mais nada, não se sentir obrigado. É precisar impor-se apenas a si mesmo.

Envelhecer é deixar-se ficar sossegado, sem pressa ou sobressalto. É desistir de estar em evidência, tranqüilamente esquecido da vida, aquecido pelas memórias.

É preciso coragem para envelhecer, porque envelhecer é ter apenas a própria companhia, e muitas vezes surpreender-se com facetas desconhecidas. Nos cômodos vazios da casa e da alma, ouvir a ressonância de palavras, gritos, murmúrio, choro e risadas. É escutar o eco dos próprios pensamentos.

Envelhecer é reviver o ontem e agradecer o hoje, é não pensar no amanhã. É saber-se inteiro, descobrir-se pela metade, olhar para trás, mergulhar na saudade. É preciso força para envelhecer, porque cada dia é uma conquista e cada noite um desafio. É reerguer-se, absorvendo as marcas gravadas no que resta de orgulho.

Envelhecer é deixar a lágrima rolar, sorrir condescendente, rir sozinho e falar com seus botões. É ter os pés no chão e a cabeça baixa, na reverência de uma prece.

Envelhecer é não ter que dobrar tantas esquinas, saber o caminho de cor, fazer pausas.

Envelhecer é um exercício constante de paciência e uma afirmação ininterrupta de soberania. É remendar bandeiras fincadas no passado, cobrir raízes expostas pelo tempo e colher frutos.

Envelhecer é reunir-se, juntar pedaços, encaixar as últimas peças do quebra-cabeça. É reiterar as certezas e confirmar constatações, é ter concluído a maior parte do caminho, é caminhar sozinho.

Envelhecer é tristeza e alegria, resignação e esperança, valentia e medo. É presunção, arrependimento, humildade e glória.

Envelhecer é perdoar e esquecer mágoas, iluminar-se e iluminar.

Envelhecer é encarar a vida de frente, olhos nos olhos. É enfrentar destemidamente a aproximação da morte, munido de fé e confiança, numa, justiça tardia.

Envelhecer é inteirar-se de si mesmo, reconhecer imagem e semelhança, e chegar bem mais perto de Deus.

Sara Maria Binatti dos Anjos

DETALHES DE NOSSA VIDA

O que nunca imaginamos é que o tempo passa, e passa muito rapidamente.

Quando nos damos conta, deixamos uma vida inteira para trás.

Ainda bem, porque o que somos é o resultado do que fomos.

Bem ou mal, bom ou ruim, vivemos.

Hoje nos resta a esperança de podermos transmitir a outros, mais jovens ou não, a nossa experiência, a visão do mundo através dos nossos olhos.

Como é bom experimentar sensações; as boas são sempre mais agradáveis.

Como é bom olhar para os nossos cabelos, nossas rugas, nossas mãos marcadas pelo tempo e relembrar como conseguimos, e de que maneira conseguimos todos esses detalhes em nosso corpo e em nossa alma.

Como é bom envelhecer, como é bom saber envelhecer e poder entender o sentido de entender.

Firo

SER IDOSO OU VELHO

Idoso é quem tem o privilégio de viver a longa vida...

Velho é quem perdeu a jovialidade.

A idade causa a desgenerescência das células...

A velhice causa a desgenerescência do espírito.

Você é idoso quando sonha...

Você é velho quando apenas dorme.

Você é idoso quando ainda aprende...
Você é velho quando já nem ensina.
Você é idoso quando se exercita...
Você é velho quando somente descansa.

Você é idoso quando tem planos...
Você é velho quando só tem saudades.

Você é idoso quando curte o que lhe resta de vida...
Você é velho quando sofre o que o aproxima da morte.

Você é idoso quando ainda sente amor...
Você é velho quando não sente nada mais do que ciúmes e possessividade.

Para o idoso, a vida se renova a cada dia que começa...
Para o velho, a vida se acaba a cada noite que termina.
Para o idoso, o dia de hoje é o primeiro do resto da sua vida...
Para o velho, todos os dias parecem o último da longa jornada.

Para o idoso, o calendário está repleto de manhãs...
Para o velho, o calendário só tem ontens.

Enquanto o idoso leva uma vida ativa, plena de projetos e preenche esperanças...
O velho vive horas que se arrastam, destruídas de sentidos.

Enquanto o idoso tem os olhos postos no horizonte, de onde o sol desponta...

O velho tem a sua miopia voltada para as sombras do passado.

Enquanto as rugas do idoso são bonitas porque foram sulcadas pelo sorriso...
As rugas do velho são feias, porque foram vincadas pela amargura.

Enquanto o rosto do idoso se ilumina de esperança...
O rosto do velho se apaga de desânimo.

Idoso e Velho podem ter a mesma idade cronológica, mas têm idades diferentes no coração.

Que você idoso, viva ainda uma longa vida...
Mas que nunca fique velho.

Carlos Corrêa

Impressão e Acabamento

Prol EDITORA GRÁFICA